T0067191

Sức Khoẻ
và
Ngũ Hành

Khí Công - Khám phá tinh hoa bản thân

CHRIS SHELTON

Được viết và minh hoạ bởi Chris Shelton
Bìa thiết kế bởi Jose Ernesto Palacios

Bản dịch của QUỲNH LÊ

BALBOA.
PRESS
A DIVISION OF HAY HOUSE

Balboa Press books may be ordered through booksellers or by contacting:

Balboa Press
A Division of Hay House
1663 Liberty Drive
Bloomington, IN 47403
www.balboapress.com
1 (877) 407-4847

Print information available on the last page.

ISBN: 978-1-5043-8989-1 (sc)
ISBN: 978-1-5043-8990-7 (e)

Balboa Press rev. date: 10/24/2017

Trách nhiệm y tế

Thiền định, những thực hành và kỹ thuật được miêu tả trong cuốn sách này không được sử dụng như việc thay thế điều trị y tế chuyên nghiệp. Cuốn sách này không cố gắng cung cấp bất kỳ chẩn đoán y tế hay khuyến nghị nào cho bệnh nhân. Tác giả không chịu trách nhiệm về kết quả của việc sử dụng hoặc sử dụng sai thông tin được in trong cuốn sách này.

Lời cám ơn

Quyển sách này dành tặng cho người vợ xinh đẹp Parisa, người đã thay đổi thế giới của tôi; dành tặng cho Martha, người đã chuyển những ghi chú và kiến thức tôi có thành bản viết tay; dành tặng những người bạn và gia đình đã luôn hỗ trợ tôi theo đuổi đam mê, và dành tặng những học trò đã làm cho công việc của tôi có ý nghĩa. Và đặc biệt gửi lời cảm ơn đến Quỳnh đã đặt rất nhiều thời gian và tâm trí để dịch quyển sách này sang ngôn ngữ tiếng Việt.

Xin cảm ơn.

Mục Lục

Lời tựa

Lần đầu tiên tôi được nghe về Chris Shelton từ ngôi sao môn võ tổng hợp, đồng thời là một diễn viên, Lê Cung. Anh ấy đã nói với tôi rằng Chris là một chuyên gia hồi phục năng lượng theo kiểu Trung Hoa, người đã sử dụng những phương pháp đặc biệt để giúp Cung hồi phục sau những trận đấu.

Bản thân tôi đã có kinh nghiệm 30 năm võ thuật, tôi đã bị thu hút bởi những miêu tả của Cung về việc trị liệu mà Chris đã làm cho anh ấy. Tôi đã luôn luôn cảm thấy y học phương Tây đã không chú ý nhiều đến tổng thể bằng việc chỉ điều trị những triệu chứng, thay vì điều trị nguồn gốc chứng bệnh. Chris có cách tiếp cận toàn diện và đào tạo nâng cao về những phương pháp điều trị. Vì vậy tôi đã muốn gặp anh chàng da trắng, to khoẻ và đầy hình xăm này.

Ngay khi chúng tôi gặp nhau, chúng tôi ngay lập tức trở thành bạn tốt. Những kỹ năng của chúng tôi hỗ trợ cho nhau, tôi có kỹ năng về bên ngoài cơ thể và anh ấy thì giúp tăng cường sức khoẻ của hệ thống năng lượng bên trong. Chúng tôi hoàn thiện nhau một cách hoàn hảo, và dĩ nhiên tính cách của Chris cũng thu hút tôi và những người xung quanh muốn làm bạn của anh ấy. Sự quan tâm chân thành của anh dành cho những người phải chịu đựng cơn đau và sự buồn phiền vì bệnh tật, và sự quyết tâm thay đổi cuộc sống của mọi người bằng việc cải thiện chất lượng đời sống hằng ngày của họ, đã khiến Chris trở thành một người không phải dễ dàng tìm thấy trong cuộc sống này. Tôi vinh dự được gọi Chris là một người bạn, một người đồng nghiệp, và là người đã giúp đỡ tôi vượt qua cơn đau sau một chấn thương phần lưng dưới bên trái, chấn thương đã khiến tôi phải đi khập khiễng một thời gian. Phương pháp điều trị của Chris đã giúp việc hồi phục diễn ra nhanh chóng và hiệu quả hơn.

Trong quyển sách này, bạn đọc sẽ học được phương pháp tập luyện làm chậm quá trình lão hoá, phòng chống và loại trừ bệnh tật, tăng cường sức khoẻ và tuổi thọ. Bạn đọc cũng sẽ biết được nguyên mẫu Ngũ Hành của bản thân, liên quan mật thiết đến thể trạng của bạn. Đồng thời, có những phương pháp giúp cải thiện tinh thần và cảm xúc giúp bạn hạnh phúc hơn.

Tôi tin chắc rằng những áp dụng thực tế của các phương pháp này sẽ giúp cuộc sống của bạn phong phú hơn và mở rộng sự hiểu biết của bạn trong việc nhìn nhận, cảm nhận và có một cuộc sống tốt đẹp hơn. Hãy tận hưởng hành trình khám phá quyển sách này...

"Huấn luyện viên Eric"
Eric P. Fleishman
Chuyên gia thể hình Hollywood
Los Angeles, California
Ngày 1 tháng 6 năm 2013

Lời giới thiệu

Quyển sách này mô tả những lý thuyết và phương pháp thực hành hệ thống luyện tập của Trung Hoa có tên gọi "Qigong"* *(*đọc là Chi-gông, trong tiếng việt là "Khí Công", tuy nhiên kể từ đây, để đảm bảo tính toàn cầu hoá của tên gọi, dịch giả xin phép giữ nguyên tên tiếng anh của hệ thống này xuyên suốt quyển sách).* "Qi" để cập đến năng lượng sống lan toả trong tất cả các vật chất và phi vật chất, và "gong" là công việc hay kỹ năng. Thực hiện thiền hay các bài tập mô tả ở đây sẽ cho Qi của các bạn được luyện tập, nhưng các bạn sẽ kết thúc với cảm giác đầy sức sống và khoẻ khoắn, hơn là cảm giác tập luyện kiệt sức. Mỗi ngày thực hành sẽ đem lại cho các bạn những lợi ích lớn hơn, dần dần tăng cường sức khoẻ và tuổi thọ - nền tảng tự nhiên của bạn - như việc luyện kim loại thành vàng.

Quyển sách này đã được bắt đầu như việc tổng hợp các tài liệu cho một khoá học mà tôi giảng dạy. Ở đây các bạn sẽ tìm thấy các tài liệu đó cùng văn bản kèm theo. Vì vậy, quyển sách này vừa có thể là một tài liệu hướng dẫn tự học hoàn thiện cho bất cứ ai muốn khám phá hiệu quả của hệ thống cổ xưa và đặc biệt này, đồng thời vừa có thể là một tài liệu tham khảo cho những ai đã có dịp tham gia lớp học của tôi. Không cần bất kỳ một đồ dùng đặc biệt nào: việc thiền và các bài tập rất đơn giản; bạn chỉ cần duy nhất sự kiên nhẫn và sự quyết tâm để thành công.

Phần đầu của quyển sách (từ chương 1-12) tập trung vào những lý thuyết của Trung Hoa về hoạt động của cơ thể, và dạy phương pháp thực hành dựa trên những lý thuyết này. Người Trung Hoa nhìn nhận cơ thể là một mạng lưới phức tạp của các đường dẫn năng lượng. Mỗi đường dẫn liên quan đến những chức năng và cơ quan cụ thể, và mỗi đường dẫn có thể bị ảnh hưởng bởi những chuyển động, âm thanh và thậm chí cả những suy nghĩ. Việc tập luyện thiền và các bài tập được miêu tả trong sách này, các bạn có thể học được cách kích thích và làm hài hoà nguồn năng lượng sống trong cơ thể. Đồng thời có các ví dụ về những bài tập này đã giúp tôi và các khách hàng của tôi như thế nào.

Phần thứ hai của quyển sách (từ chương 13-19) tập trung vào lý thuyết Ngũ Hành và việc áp dụng chúng. Ngũ Hành được thể hiện ở bề ngoài mỗi người, cũng như cách họ cư xử, thuyết Ngũ Hành cũng được dùng để chẩn đoán bệnh hay nâng cao đời sống. Cảm xúc là một yếu tố chính của sức khoẻ, vì vậy giải quyết các vấn đề về cảm xúc là vô cùng quan trọng trong các bài dạy và trong việc thực hành chữa bệnh của tôi. Công cụ mà tôi nhận ra là vô cùng hữu ích để cân bằng cảm xúc cũng được tóm tắt trong phần này.

Phần cuối cùng (Chương 20) tóm tắt tất cả những gì các bạn đọc trong quyển sách này. Việc tập luyện Qigong, các bài tập của thuyết Ngũ Hành và việc cân bằng cảm xúc bao gồm sự hiệu quả, hiểu biết toàn diện về bản chất cơ bản của bạn, tinh lọc Qi trong cơ thể, và từ đó nhận ra tiềm năng của bạn ở mức cao nhất.

Lịch sử cá nhân

Con đường của tôi đến với Qigong bắt đầu từ năm tôi 17 tuổi, sau hai cơn đau tim từ việc sử dụng thuốc kích thích và một chấn thương lưng đã làm tôi gần như tê liệt sau một cú đá Tae Kwon Do. Sẽ không là quá lời khi nói rằng Qigong đã cứu sống tôi.

Khi là một thiếu niên, tôi đã rất nổi loạn và kiêu ngạo, với một tính khí rất dễ bùng nổ. Các bạn tôi lúc đó đã dùng thuốc kích thích, với tính cách tôi lúc đó, tôi tự hỏi tại sao lại không tham gia chứ ? Tôi đã cảm thấy tôi như một nhà vô địch - cho đến khi tôi tỉnh dậy trong phòng cấp cứu của bệnh viện do sử dụng thuốc quá liều. Cuối cùng, tôi nhận ra rằng nếu cứ tiếp tục sống như cách tôi đã sống, hoặc là tôi sẽ kết thúc trong tù, hoặc là ở một ngôi mộ. Tôi quyết định rằng theo học Tae Kwon Do sẽ là tấm vé cho một cuộc đời mới. Tôi đã tập luyện chăm chỉ, tôi vui vẻ với những bài tập có sự thử thách và cường độ cao, cho đến một buổi tối, trong lúc tập luyện chuẩn bị cho một giải đấu, tôi đã vô tình bị đá vào lưng. Cú đá đã làm tôi gần như tê liệt. Lần đầu tiên trong đời, tôi cảm thấy yếu đuối. Tôi đã không thể tự vệ sinh thân thể hay tự mang vớ và đi giày. Từ hình chụp X- Quang lưng tôi, bác sĩ đã nói với tôi rằng: nếu như tôi không cẩn thận, chấn thương có thể làm tôi liệt nửa người dưới. Bác sĩ đã giới thiệu tôi đến với một người xoa bóp trị liệu, vị này cũng là một võ sĩ. Trong lúc điều trị cho tôi, anh ấy đã nói với tôi về Qi. Một đứa con trai 17 tuổi đã bị thuyết phục rằng Qi giống như một ma thuật. Người thầy dạy Tae Kwon Do của tôi đã từng nói về "Ki" nhưng nó chỉ là một thuật ngữ của âm thanh bạn tạo ra khi bạn thực hiện một cú đấm hay một cú đá. Còn điều mà người xoa bóp trị liệu của tôi nói thì lại dường như khác hoàn toàn. Anh ấy nói với tôi rằng, Qi có thể được sử dụng trong võ thuật nhưng cũng có thể được sử dụng để chữa bệnh.

Bị hấp dẫn và ấn tượng bởi sự chân thành của anh ấy, đồng thời cảm thấy cơ thể hồi phục dần, tôi đã bắt đầu tham gia các lớp học về Qigong. Vào thời điểm đó, sau những năm tháng sử dụng thuốc kích thích, tôi có vấn đề về thận, gan, viêm xoang và các vấn đề về tiêu hoá. Vấn đề tiêu hoá đã nghiêm trọng đến mức cứ một giờ đồng hồ sau khi ăn tôi lại buồn nôn; tôi đã sống sót bằng các loại thuốc như Tum's và Kaopectate* *(*các loại thuốc hỗ trợ tiêu hoá)*. Vì vậy tôi bắt đầu học Qigong, thực hiện các bài thiền và những động tác nhẹ nhàng một cách thường xuyên, nhưng không thật sự cam kết gắn bó. Tôi đã chỉ làm các chuyển động, như lời những người hướng dẫn nói. Thậm chí như vậy, sau một thời gian - có thể là 6 tháng hay một năm gì đó - tôi nhận ra những vấn đề sức khoẻ của tôi đã biến mất. Tôi đã thở dễ dàng hơn, và tôi đã có thể ăn mà không thấy buồn nôn. Gần giống tôi, hai người phụ nữ khác trong lớp, một người bị viêm khớp và người kia bị hen suyễn, đã nói rằng những căn bệnh của họ đã gần như hoàn toàn khỏi hẳn vào cuối năm đó.

Với sự hồi phục của các cơ quan trong cơ thể, cũng như lưng của tôi. Các bác sĩ từ việc nói rằng tôi không bao giờ có thể đi lại được nữa, nay họ nói tôi có thể đi lại được nhưng không bao giờ tập luyện được nữa. Sau đó họ nói tôi có thể tập luyện nhưng không bao giờ có thể thi đấu. Để chứng minh họ sai, tôi đã thi đấu ở Kung-Fu và Kick-Boxing* *(*là môn thể thao sử dụng những cú đấm và đá)* hai năm trước, khi tôi ở tuổi 40.

Qi là gì ?

Thậm chí sau khi hồi phục, sau khi trải nghiệm sức mạnh của những bài tập có vẻ như đơn giản, tôi vẫn không thể hiểu một cách hoàn toàn về Qi hay làm thế nào mà điều kỳ diệu đó có thể xảy ra. Tất cả những gì tôi biết là bằng cách nào đó nó hiệu quả. Bây giờ, sau hơn hai mươi năm tập luyện và làm việc với Qi, tôi có nhiều hơn một sự cảm kích về Qi là gì, và có thể đưa ra mô tả sau.

Theo Trung Hoa, Qi là năng lượng tạo ra, được truyền vào và duy trì vũ trụ. Nó được cho là hiện diện trong các vật vô tri vô giác, như những hòn đá, cũng như trong các vật thể sống như thực vật và động vật, đồng thời cũng có trong những thứ phi vật chất như không khí, ánh sáng, âm thanh hay suy nghĩ. Có những loại Qi khác nhau.

Nếu Qi mạnh mẽ và nhất quán, cuộc sống sẽ phồn thịnh. Ngược lại, nếu Qi trì trệ, bị thiếu hay phân tán, sẽ mở cửa cho bệnh tật và cuối cùng, là cái chết.

Qigong là một phương tiện để làm việc, trau dồi và phát triển Qi của mỗi cá nhân. Nói cách khác, đó là một phương pháp để duy trì sự sống. Nó không dựa trên niềm tin, bạn không cần phải tin vào nó để có hiệu quả. Khái niệm của Qi là trung tâm của lý thuyết y học truyền thống Trung Hoa, và Qigong cũng cổ xưa như chính nền y học đó. Sự thật là nó đã được khoảng 5000 năm, bản thân nó chính là bằng chứng cho sự hiệu quả. Lịch sử cho thấy rằng bất cứ điều gì giả mạo hay không chính xác sẽ thể hiện sai sót qua thời gian, và sẽ bị loại bỏ. (Tôi muốn thêm ở đây rằng, để tập Qigong, bạn không cần mặc những bộ quần áo xa xỉ bằng lụa hay áo choàng)

Làm thế nào mà Qigong đem hiệu quả cho bạn ? Theo lý thuyết y học Trung Hoa, Qi chảy trong những con đường cụ thể trong cơ thể, gọi là kinh lạc. Mỗi kinh lạc liên thông với cơ quan đặc thù; trong hầu hết các phần, những cơ quan Trung Hoa tương ứng với các cơ quan trong giải phẫu học. Một cách khác, các kinh lạc có thể được so sánh như những dòng sông, và các cơ quan nội tạng như là hồ nước được cung cấp và dẫn lưu bởi các dòng sông. Vì vậy, giống như trong tự nhiên, khi không có đủ nước chảy trong dòng sông, hồ nước mà nó cung cấp sẽ bị khô hạn, ảnh hưởng xấu đến môi trường xung quanh, và tất cả những thứ khác trong hệ sinh thái. Ngược lại, khi quá nhiều nước chảy, hồ nước sẽ bị tràn. Sử dụng phép ẩn dụ này chúng ta có thể nói rằng mục đích của Qigong là để cân bằng và làm hài hoà các dòng sông và hồ nước của cơ thể để chúng có thể hoạt động đến khả năng cao nhất có thể.

Vẻ đẹp vượt qua vật chất

Theo y học Trung Hoa, hai nguyên nhân hàng đầu dẫn đến bệnh tật là cảm xúc tiêu cực và chế độ ăn uống. Chế độ ăn uống và cảm xúc ảnh hưởng đến cơ thể theo cách khác nhau, nhưng tương tác lẫn nhau. Chế độ ăn uống cung cấp vật chất mà từ đó cơ thể có thể tiếp tục tái tạo. Cảm xúc, cũng như chế độ ăn uống bởi vì chúng xác định chất lượng nguồn năng lượng của cơ thể để điều khiển hoạt động của các cơ quan. Dựa trên quan sát của các bác sĩ qua các thế kỷ, lý thuyết y học Trung Hoa cho rằng các cơ quan nội tạng chứa những cảm xúc tiêu cực khác nhau, và khi những cảm xúc tiêu cực này được diễn ra hay thể hiện không đúng, chức năng của cơ quan liên quan bị phá vỡ, đôi khi dẫn đến những vấn đề sức khoẻ nghiêm trọng. Những cơ quan khác nhau chứa những loại năng lượng khác nhau, và đều bị tác động xấu bởi quá nhiều hay thiếu hụt những năng lượng này. Người Trung Hoa cũng tin rằng những cơ quan nội tạng này có liên quan đến nhau, như vậy rối loạn chức năng của một cơ quan sẽ dẫn đến rối loạn chức năng ở một cơ quan khác. Vì vậy, trong thực hành lâm sàng, một bác sĩ có thể tìm hiểu ngược từ những biểu hiện bệnh tới những độc tố cảm xúc để tìm nguồn gốc của căn bệnh. Một khía cạnh khác của sức khoẻ cảm xúc là thái độ của một cá nhân về lão hoá và cái đẹp. Lão hoá là không thể tránh khỏi, tất cả chúng ta đều phải đối mặt với sự suy giảm khả năng thể chất. Vì vậy ngày nay chúng ta thấy mọi người tập trung nhiều hơn cho vẻ đẹp bên ngoài của họ, phẫu thuật thẩm mỹ hay hút mỡ và sử dụng những kỹ thuật như Botox. Y học Trung Hoa nhìn chung và Qigong nói riêng nhìn nhận vấn đề này từ hai quan điểm. Đầu tiên, nó khắc phục thái độ. Tại sao một người lại quá lo lắng đến vẻ bề ngoài ? Sự sợ hãi ? Hay ghét bỏ ? Khám phá những câu hỏi này rất quan trọng. Khi các cơ quan của bạn hài hoà, bạn sẽ thấy khoẻ - tận hưởng cuộc sống, gia đình và đam mê - và bạn sẽ không có thời gian cho những suy nghĩ như vậy. Điều thứ hai, nó yêu cầu bạn đánh giá lại về ý nghĩa của cái đẹp. Khi các cơ quan của bạn, bao gồm cả làn da, hoạt động đúng chức năng, không lưu trữ những cảm xúc tiêu cực hoặc các chất thải tiêu hoá, bạn sẽ toả ra sức sống - và cái đẹp ở bất kỳ lứa tuổi nào.

Thực hành đơn giản, kết quả sâu sắc

Trong tâm trí người phương Tây, dường như rất tuyệt vời khi những chuyển động đơn giản và thiền có thể đem lại những kết quả khả quan. Không phẫu thuật ? thuốc bổ ? thuốc kích thích ? Nhưng đó là sự thật. Bạn có thể tự trải nghiệm. Thật vậy, một trong những giá trị của Qigong là bạn sẽ dần dần trở thành bác sĩ của chính mình. Thực hiện việc luyện tập này sẽ giúp bạn kết nối với cơ thể một cách tinh tế. Bạn sẽ phát triển sự nhạy cảm, cả về cảm xúc và thể chất. Cuối cùng bạn sẽ có khả năng tìm ra căn bệnh ngay khi nó bắt đầu. Bạn sẽ biết những dấu hiện đầu tiên của sự mất cân bằng, và với các bài thiền và bài tập mô tả trong sách này, bạn sẽ có công cụ để sửa chữa nó.

Nếu bạn trải qua thời gian khó khăn để chấp nhận khái niệm của Qi hay các lý thuyết về hiệu quả của nó, thì - như tôi đã nói từ lúc bắt đầu - cứ mặc kệ điều đó. Hãy cứ thực hiện các bài tập. Dựa trên những trải nghiệm thành công của rất nhiều thế hệ, những người đã sử dụng các bài tập này và truyền thụ lại cho chúng ta, hãy cứ thử chúng đi. Quan sát một cách cẩn thận. Cơ thể có sự thông thái riêng của nó trong việc làm như thế nào và khi nào nó hồi phục. Bạn có thể sẽ rất ngạc nhiên với những gì xảy ra, và nó có thể sẽ không xảy ra theo cách bạn mong đợi. Cứ đơn giản là tập luyện thường xuyên. Qua một thời gian bạn sẽ trải nghiệm được sức sống to lớn, sức khoẻ dồi dào và tâm lý cân bằng.

Chuyến hành trình một ngàn dặm bắt đầu bằng một bước đi. Năm giữ bước đi đó, và tận hưởng cuộc hành trình!

Chris Shelton
Tháng năm, 2013
Willow Glen, California

Sử dụng quyển sách này như thế nào ?

Nếu như bạn là người mới bắt đầu tìm hiểu về lý thuyết y học Trung Hoa, tôi đề nghị bạn bắt đầu ngay từ phần đầu và tiếp tục qua mỗi chương giống như bạn đang học lớp của tôi vậy. Các kiến thức ở mỗi chương tương ứng với một bài học trong lớp; chương sau sẽ là tiếp tục của chương trước đó. Một cách chi tiết, có rất nhiều khái niệm và thuật ngữ cụ thể của người Trung Hoa; tôi cố gắng giải thích mỗi thuật ngữ mới trước khi tôi sử dụng nó. Trong khi có thể bạn đang có một chứng bệnh cụ thể nào đó mà bạn cố gắng nhắm vào nó - ví dụ như viêm khớp hay huyết áp cao - cơ thể bạn vẫn là một hệ thống chặt chẽ. Nếu điều gì ảnh hưởng đến một hệ thống sẽ ảnh hưởng đến toàn bộ. Bằng việc đọc thông qua toàn bộ sách bạn sẽ làm quen với cách nhìn nhận của người Trung Hoa trong việc các bộ phận làm việc chung với nhau như thế nào, và do đó một cơ quan sẽ ảnh hưởng đến các cơ quan khác ra sao. Như vậy, khi bạn nhận ra vấn đề của mình (hoặc của các bệnh nhân, nếu như bạn là một chuyên viên y tế) bạn cũng sẽ ý thức được những sự thay đổi ở nơi khác trong cơ thể, và bạn có thể suy trì một sức khoẻ tốt.

Nếu bạn đã quen thuộc với lý thuyết y học Trung Hoa và hoàn toàn có thể đã quen với các dạng khác của Qigong, thì bạn có thể đọc thẳng đến phần bạn muốn tìm hiểu. Tuy nhiên, tôi thật sự khuyến khích bạn ít nhất đọc lướt qua những phần khác, dù chỉ để xem lại. Tôi hy vọng rằng, bạn sẽ tìm thấy những kiến thức mới sẽ giúp bạn tăng cường cũng như làm sâu sắc thêm sự hiểu biết của bạn. Trong bất cứ trường hợp nào, hãy nhớ rằng cơ thể là một khối thống nhất, và chúng ta phải giữ gìn cả một tổng thể của bức tranh dù ta đang làm việc chỉ trên một phần của nó.

Dành cho tất cả mọi người, chương 12 đưa ra các đề nghị về thành lập thói quen luyện tập. Thường xuyên luyện tập rất quan trọng; cơ thể cũng có nhịp điệu như vũ trụ. Kiên nhẫn và quyết tâm là quan trọng bởi vì kết quả có thể đến chậm, đặc biệt khi mới bắt đầu. Khi bạn tập luyện nhiều hơn, bạn sẽ nhận ra kết quả đến nhanh hơn; tuy nhiên, thậm chí quan trọng hơn thời gian bạn dành để luyện tập chính là chất lượng của khoảng thời gian đó. Sự tập trung của bạn là cực kỳ quan trọng. Khi mới bắt đầu, bạn sẽ chỉ đơn giản là nói tập trung, thế cũng đã đủ tốt rồi. Cũng như trong bất kỳ việc tập luyện nào, cứ tiếp tục cố gắng, không có sự thất vọng hay chán nản, và cơ thể của bạn sẽ phản ứng lại. Qi của bạn sẽ phát triển.

CHƯƠNG 1: Nền tảng

Mọi người biết khi họ bị bệnh; họ cũng biết họ cảm thấy như thế nào khi họ khoẻ mạnh. Đây là sự nhận thức mà Trung Hoa gọi là "Qi". Việc tập luyện Qigong (đọc là chi-gông) tập trung vào việc tinh lọc sự nhận thức này. Phần nào của cơ thể không khoẻ ? Điều gì không đúng với Qi ? Nó có bị nghẽn không ? Nó đang dư hay đang thiếu ? Thông qua việc thiền và các bài tập của Qigong, chúng ta có thể trả lời những câu hỏi này - và học sửa chữa các vấn đề. Bằng cách tập luyện, chúng ta có thể trải nghiệm và tạo ra một sức khoẻ đầy khí lực.

Cũng giống như chúng ta biết khi cơ thể chúng ta có gì đó không đúng, chúng ta còn có thể cảm thấy sự khác biệt trong thời tiết, cũng như ở con người, thậm chí trước khi họ nói ra điều gì đó. Tất cả những nhận thức này bao gồm năng lượng. Người Trung Hoa cổ xưa đã phát minh ra một hệ thống tổng quát để mô tả các hình thức khác nhau của năng lượng, không chỉ ở trong cơ thể con người và ở thời tiết, mà còn trong không gian (trong cảnh quan và địa lý) và thời gian (trong lịch sử và chiêm tinh học). Bằng sự thấu hiểu rằng tất cả mọi thứ trong vũ trụ là sự thể hiện của Qi, từ vật chất cho đến hư không, một người có thể thấy được chân lý của vũ trụ và đi đến sự hiểu biết sâu sắc và đánh giá cao thế giới tự nhiên, bao gồm cả bản chất thật của bản thân.

Các văn bản cốt lõi của triết học Trung Hoa là Kinh Dịch. Tiền đề cơ bản là năng lượng tiến hoá từ vô hình đến có thể nhìn thấy được. Những biểu hiện có thể được mô tả là Âm và Dương. Ngoài Âm và Dương, mọi biểu hiện có thể chính xác hơn (nhưng vẫn chung chung) được mô tả trong khái niệm Ngũ Hành. Ngoài ra, còn có vạn vật, tất cả đều là thay đổi trật tự của những khái niệm to lớn hơn.

Sức khoẻ là một biểu hiện của sự lưu thông xuyên suốt của Qi trong cơ thể. Bệnh biểu hiện khi dòng chảy của Qi bị tắc nghẽn hoặc trì trệ, khi có quá nhiều hoặc quá ít. Tập thể dục về tinh thần hay thể chất có thể giảm tắc nghẽn, giải thể sự trì trệ, giảm sự dư thừa và bổ sung sự thiếu hụt. Tôi sẽ sử dụng thuật ngữ "dư thừa" và "thiếu hụt" thường xuyên trong phần này bởi vì đây là những thuật ngữ được sử dụng trong lý thuyết y học Trung Hoa. Chúng mô tả những điều kiện khi có quá nhiều thứ gì đó, ví dụ khi một cơ quan hoạt động quá khích, hay khi có quá ít, ví dụ khi một cơ quan bị yếu hay suy giảm hoạt động. Trong chương này, chúng ta sẽ học cách làm thế nào để giải thích các dấu hiệu hay tín hiệu của cơ thể bằng những thuật ngữ của mô hình này và làm thế nào để sửa chữa và cải thiện dòng chảy của Qi. Đó là mục đích tập luyện của Qigong. Nó có thể có lợi cho bạn cũng như bệnh nhân của bạn nếu như bạn là một chuyên viên y tế.

Các trung tâm năng lượng: Đan Điền

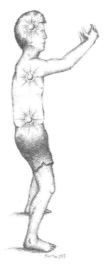

Số ba là con số thường được sử dụng để mô tả hay đơn giản hoá những thứ phức tạp của con người. Trong Thiên Chúa giáo, các khía cạnh của Thiên Chúa được mô tả là Cha, Con và Thánh Thần. Trong siêu hình học của Trung Hoa, các thành phần của vũ trụ được mô tả như Thiên, Địa, Nhân. Trong cơ thể con người, lý thuyết y học Trung Hoa nhìn thấy ba Đan Điền, hay các trung tâm năng lượng, tương ứng với thể chất, cảm xúc/tinh thần, và khía cạnh linh hồn của một người. Những trung tâm năng lượng quan trọng nằm dọc theo đường giữa của cơ thể và lưu trữ năng lượng như các bộ pin ắc quy.

Thượng Đan Điền

Thượng Đan Điền liên hệ đến linh hồn của chúng ta. Nó bao gồm gần như phần trên và sau của hộp sọ. Trong y học phương Tây, Thượng Đan Điền tương ứng với hệ thống thần kinh trung ương, trong đó thông qua các xung thần kinh, điều khiển các chức năng của tất cả các cơ quan.

Trung Đan Điền

Trung Đan Điền liên hệ đến trạng thái tinh thần/cảm xúc của chúng ta và liên kết với phần trung tâm của trái tim ở giữa lồng ngực.

Hạ Đan Điền

Hạ Đan Điền liên hệ với khía cạnh thể chất và nằm khoảng 2,5 cm dưới rốn ở trung tâm cơ thể. Đây là trung tâm mà hầu hết mọi người liên hệ đến khi họ nói về "Đan Điền". Hầu như tất cả năng lượng được lưu trữ và sử dụng từ khu vực này, chúng ta sẽ liên hệ đến nó thường xuyên trong tập luyện Qigong.

Hướng dẫn cơ bản trong tập luyện Qigong

Khía cạnh tập luyện

Mục đích của Qigong là làm hài hoà và phát triển năng lượng của bạn. Nếu bạn làm những gì có thể để hài hoà khía cạnh thể chất của việc tập luyện - cơ thể và môi trường xung quanh - bạn sẽ đạt được mục đích nhanh hơn và với mức độ to lớn hơn. Khi cơ thể và tâm trí được nuôi dưỡng, nghỉ ngơi, bình tĩnh và thoải mái, bạn sẽ ở trong một trạng thái tự nhiên của sự cân bằng. Sự lưu thông mạnh mẽ của Qi sẽ được thể hiện trong sức khoẻ và sức sống của bạn.

Thời gian và địa điểm

1. Tập luyện ở nơi sạch sẽ, thoáng mát
2. Tập luyện vào thời gian và địa điểm mà bạn không bị quấy rầy.
3. Tập luyện thường xuyên - tốt nhất là cùng thời gian và địa điểm.

4. Không nên ăn 30 đến 60 phút trước khi tập. Cũng không nên tập luyện khi đói. Cơ thể của bạn nên cảm thấy thoải mái và thư giãn.

5. Nếu bạn tập luyện nặng, chẳng hạn như tập tạ, cùng ngày với tập luyện Qigong, hãy chắc chắn rằng bạn thực hiện việc giãn cơ trước và sau khi tập để giữ cho các kinh lạc được mở.

Lối sống

6. Nghỉ ngơi và ngủ đủ giấc.

7. Tránh các đồ uống lạnh.

8. Tránh các thuốc kích thích và đồ uống có cồn.

9. Điều hoà các hoạt động tình dục

10. Dành cho phụ nữ: ngừng tập luyện trong những ngày có kinh, hoặc, nếu bạn tập luyện, hãy chuyển sự tập trung vào Trung Đan Điền.

Ba qui tắc cơ bản

Thở

Thở nên tự nhiên, chậm, nhịp nhàng, đều và sâu. Để cho bụng của bạn thư giãn để nó đưa lên mỗi khi hít vào và hạ xuống mỗi khi thở ra. Đừng dùng lực. Vào cuối lúc thở ra, cơ thể sẽ tự động hít vào. Luôn thở bằng mũi của bạn.

Tâm trí

Cũng như việc thở, tâm trí nên thư giãn. Đồng thời, nó cần tập trung bởi vì sự hình dung được sử dụng trong hầu hết các bài thiền, và sau đó, tâm trí sẽ được sử dụng để dẫn dắt Qi. Thư giãn một cách cân bằng với sự tò mò về điều gì đang xảy ra trong cơ thể bạn và với sự vững chắc nhưng nhẹ nhàng để duy trì sự chú ý và mục đích.

Tư thế Wu Ji* (*đọc là U-Ji, hay còn gọi là tư thế vô cực) (wuji posture)

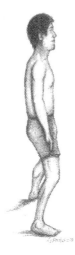

Khi cơ thể ở trong tư thế đúng sẽ cung cấp những cách thức và ý nghĩa cho dòng chảy năng lượng nhịp nhàng. Trong Tai Chi và Qigong, tư thế đúng đắn này gọi là tư thế Wu Ji, "wu" nghĩa là hư vô, và "ji" (cũng giống "ji" của Tai Ji hay Tai Chi) nghĩa là cực kỳ. Do đó đây là tư thế đứng vô cực. Nó đôi khi được gọi là tư thế "trống rỗng". Nó thường được sử dụng để bắt đầu và kết thúc chuỗi động tác, và cũng có thể được sử dụng một mình, như là một cách thiền đứng. Đây là các bước để có được tư thế Wu Ji:

1. Đứng với chân rộng bằng hai vai; những ngón chân thẳng về phía trước.
2. Hai đầu gối thư giãn, không khoá chặt hay cong đầu gối.
3. Cuộn xương cụt vào trong giống như đang ngồi xuống. Chuyển động này kéo dài cột sống và mở Cánh Cửa Sinh Mệnh (huyệt Mệnh Môn, nằm ở cột sống, đối diện với rốn)
4. Thả hai vai xuống và giãn ra, như đôi cánh, mở rộng lưng.
5. Thu cằm vào, và tưởng tượng ra phần cao nhất trên đầu của bạn (điểm Bách Hội) như bị kéo lên trên.

6. Cảm nhận trọng lượng đè xuống vòm ngang của bàn chân*
   *(*nơi bạn cảm thấy trọng lượng nhiều nhất khi đứng nhón chân)*
   để kích thích kinh lạc của thận.
7. Thở chậm, nhịp nhàng, đều đặn và sâu, hít vào và thở ra như
   quả bóng thông qua vùng bụng dưới của bạn.
8. Dọn sạch tâm trí của bạn
9. Đặt đầu lưỡi lên phía sau răng ở vòm miệng trên, như đang nói
   âm "N".

Tâm trí, hơi thở và cơ thể trở nên bình tĩnh và tập trung qua ba qui
tắc này, bạn sẽ nhận thấy bản thân trở nên tỉnh táo hơn. Đó là dòng
chảy của Qi.

Động tác Hạ Thiên

Việc tập luyện "Hạ Thiên" là một bài tập chủ yếu của Qigong. Tôi
khuyến khích thực hiện nó trước và sau mỗi buổi tập luyện. Động tác
đơn giản nhưng hiệu quả sâu rộng.

1. Bắt đầu từ tư thế Wu Ji, khi bạn hít vào, nâng cánh tay của bạn
   rộng ở hai bên, lòng bàn tay hướng lên trên, nhẹ nhàng cong
   cánh tay.
2. Khi vươn cánh tay đến độ cao nhất của tầm với, hãy bắt đầu thở
   ra, quay lòng bàn tay của bạn hướng vào trong và từ từ hạ cánh
   tay xuống, lòng bàn tay nên đi qua phía trước bụng của bạn.
3. Thực hiện động tác này 3 lần, với chuyển động liên tiếp nhau.
   Trong lần hít thở đầu tiên, bạn có thể hình dung một luồng ánh
   sáng trắng tinh khiết chảy xuống bên ngoài cơ thể; trong lần hít
   thở thứ 2, tưởng tượng luồng ánh sáng đó chảy bên trong cơ
   thể của bạn; và trong lần hít thở thứ 3, tưởng tượng luồng ánh
   sáng đó chảy cả bên trong lẫn bên ngoài - lan ra toàn bộ cơ thể.
4. Kết thúc động tác bằng cách quay lại tư thế Wu Ji.

Động tác thiền Bạch Trân Châu

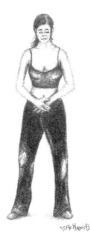

Động tác thiền định này sẽ giúp ổn định năng lượng của bạn cũng như khôi phục sức sống; nó đặc biệt tăng cường Tính Chất Thận, sẽ được thảo luận trong chương 10. Nó rất tốt để thực hiện bất cứ khi nào bạn cảm thấy kiệt sức. Đồng thời cũng rất tốt để thực hiện mỗi ngày. Bài tập thiền Bạch Trân Châu cũng có sẵn trên đĩa CD hoặc iTune.

1. Bạn đang ở tư thế Wu Ji; hãy nhớ 3 qui tắc. Kiểm tra độ thẳng của cơ thể, từ đầu đến chân, và tìm xem chỗ nào bị đau. Thư giãn cơ thể, từ trước, sau và cả phần giữa cơ thể.

2. Thực hiện động tác hít thở Hạ Thiên 3 lần.

3. 3.Thở bằng mũi qua Hạ Đan Điền, nằm khoảng 2,5 cm dưới rốn. Giữ hơi thở của bạn dài, mịn màng, nhịp nhàng và sâu. Để bản thân cảm nhận hơi thở đồng thời mở rộng phần bụng từ trước, sau, trái và phải. Sự mở rộng và co thắt này sẽ lấp đầy Hạ Đan Điền với hơi thở và Qi.

4. Hãy tưởng tượng Hạ Đan Điền của bạn như một viên ngọc phát quang trắng có vẻ đẹp lạ thường. Khi bạn thở, năng lượng từ phía trên thiên đường và từ các mô của bạn sẽ lấp đầy Hạ Đan Điền. Tưởng tượng bạn nhìn thấy và cảm nhận được viên ngọc trai này trở nên tươi sáng hơn và nhiều hơn mỗi lần bạn hít vào và thở ra.

5. Bây giờ hãy sử dụng năng lượng này để khôi phục "pin" của hệ thống năng lượng cơ thể, chính là thận. Khi bạn hít vào, hãy

nhìn và cảm nhận viên ngọc được mở rộng với sự tinh khiết, ánh sáng trắng. Khi bạn thở ra, bạn nhìn thấy và cảm nhận năng lượng từ viên ngọc lấp đầy và khôi phục thận trái và thận phải.

6. Tiếp tục thực hiện trong 10-15 phút.

7. Kết thúc với việc thực hiện động tác thở Hạ Thiên 3 lần.

Ghi chú

1. Trong bước 5, bạn có thể đặt tay lên phần bụng. Bạn có thể cảm nhận sự ấm áp xung quanh phần eo, vì điều này tương ứng với Đới mạch (một kinh lạc phụ.)

2. Lỗi phổ biến mà mọi người thường mắc phải khi thực hiện bài tập này là đã không để hơi thở xuống đủ sâu. Nếu bạn không để nó sâu xuống phần bụng - có nghĩa là nếu bạn chỉ hít thở vào lồng ngực - bạn có thể cảm thấy đầy hơi và khó chịu trong dạ dày.

3. Khi thở, cảm nhận phần bụng dưới (2,5 cm dưới rốn, tương ứng với Hạ Đan Điền) mở rộng ở tất cả các phần - trước, sau, phải, trái. Điều này nghĩa là phần đó hoàn toàn thoải mái (Thực tế, cách này rất tốt để sử dụng trong hít thở thường ngày).

4. Trong khi thực hiện tốt nhất nên ở tư thế Wu Ji, thiền Bạch Trân Châu cũng có thể được thực hiện khi ngồi hoặc nằm. Đối với ngồi, hãy bấm lên điểm Bách Hội của bạn; trong cả hai trường hợp, hãy nhớ chạm đầu lưỡi vào sau răng ở hàm trên. Nếu bạn cảm thấy mệt, tốt nhất là ngồi và thực hiện bài thiền hơn là không thực hiện điều gì.

5. Đây là một bài tập tốt, có lợi để thực hiện sau bất kỳ thói quen hằng ngày nào.

NHẬN XÉT CHUNG

Không phải vấn đề việc luyện tập đơn giản như thế nào, nó vẫn có thể mang lại ảnh hưởng sâu sắc. Chỉ vì bạn không cảm thấy gì, đừng nghĩ rằng không có gì xảy ra, đặc biệt là trong khoảng thời gian mới bắt đầu tập luyện, bạn có thể không nhạy cảm với sự thay đổi. Cứ duy trì nền tảng của bạn, tư thế thích hợp, ý định chân thành và tập trung chú ý. Với sự kiên nhẫn và quyết tâm bạn sẽ chắc chắn tiến bộ.

CHƯƠNG 2: Tính chất tự nhiên của Qi

Trong siêu hình học Trung Hoa, Qi là năng lượng tạo ra, duy trì, kích hoạt và làm sinh động vũ trụ. Nó được cho là có mặt trong các vật vô tri vô giác, như đá, cũng như trong các vật sống như thực vật và động vật, cũng như các trạng thái của phi vật chất như không khí, ánh sáng, âm thanh hay trong tư tưởng. Nó có tính chất khác nhau hoặc những loại khác nhau; một số trong đó là tích cực và nuôi dưỡng sự sống, còn lại là tiêu cực.

Trong cơ thể chúng ta, Qi nhìn chung có thể được chia theo nhiều cách khác nhau. Trong khái niệm hình thành có bốn ảnh hưởng: Thiên Qi, là cơ sở của ý thức cơ bản con người; sức sống tự nhiên của tinh trùng của cha; từ trứng của mẹ; và năng lượng từ thời gian, không gian và môi trường. Điều này có phần tương đương so với khái niệm của phương Tây về di truyền học.

Tiền sinh Qi là tên chung cho năng lượng mà bạn được nhận khi sinh ra và được thể hiện trong Qi Thận.

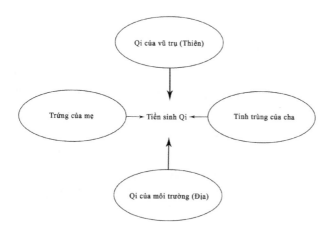

Nói cách khác, trong y học Trung Hoa thể chất của bạn được thể hiện trong năng lượng của Thận, điều mà chúng ta sẽ thảo luận sau. Nếu cha mẹ của bạn và tổ tiên khoẻ mạnh, thì bạn hầu như sẽ khoẻ mạnh. Sau khi sinh, bạn được nuôi dưỡng bởi thứ mà người Trung Hoa gọi là Hậu sinh Qi, được nhận từ Qi của thực phẩm bạn ăn và Qi của không khí bạn thở. Tất cả những năng lượng này là một phần của Qi. Chất lượng của mỗi thành phần đóng góp vào toàn bộ tình trạng sức khoẻ của bạn.

Về cơ bản, nếu Qi mạnh, chảy xuyên suốt và chặt chẽ, cuộc sống sẽ phồn thịnh. Trong sự hiểu biết của người Trung Hoa, một người về cơ bản sống trên hai nguồn năng lượng: Tiền sinh Qi, số lượng và chất lượng được xác định lúc thụ thai, và Hậu sinh Qi, được đặt dưới sự kiểm soát của chính bạn. Nếu bạn có thể bảo tồn càng nhiều Tiền sinh Qi, bạn sẽ sống càng lâu và chất lượng cuộc sống cũng cao hơn. Nếu như Hậu sinh Qi của bạn tốt hơn, bạn càng cần sử dụng ít Tiền sinh Qi. Nói cách khác, nếu bạn ăn uống đúng cách, hít thở không khí trong lành, sống trong môi trường tốt, bạn sẽ phát triển mạnh Hậu sinh Qi. Nhưng nếu bạn ăn các loại thức ăn nhanh, sống thất thường, đắm mình trong sự tức giận và lo lắng, không có đủ Hậu sinh Qi, cơ thể của bạn sẽ sử dụng Tiền sinh Qi để thay thế, cuối cùng làm rút ngắn thời gian sống của bạn. Bất cứ lúc nào Qi của bạn trở nên trì trệ, bị thiếu hụt hay phân tán, điều này mở cánh cửa cho bệnh tật và, cuối cùng, là cái chết.

Mục đích của tập luyện Qigong là để làm hài hoà và nuôi dưỡng Qi của bạn. Bước đầu tiên là học tập để cảm nhận Qi. Đầu tiên, chúng ta trở nên ý thức được những gì đang diễn ra trong cơ thể chúng ta - đặc biệt trong mỗi hệ thống cơ quan. Ý thức này không đến với bạn qua một đêm; phát triển nó là việc tập luyện suốt đời. Nhưng thậm chí ngay từ đầu, bạn nên nhận được ánh sáng le lói của nó, một cảm giác khả thi. Sau đó, thông qua thiền và các bài tập, với quyết tâm ổn định và việc thực hành thường xuyên, bạn có thể nuôi dưỡng ánh sáng le lói đó trở thành một ngọn hải đăng. Một khi bạn đã ý thức được, bạn có thể thực hiện bước thứ hai, đó là hành động một cách thích hợp. Khoá học này sẽ cho bạn các bài tập để phát triển sự nhạy cảm với Qi, và đồng thời những cách thức để cân bằng sự không hài hoà mà bạn gặp phải.

Điều thú vị là, khi bạn trở nên ý thức hơn với những gì đang xảy ra trong cơ thể của bạn, bạn sẽ trở nên nhạy cảm hơn với Qi xung quanh bạn, ví dụ như trong môi trường, và cả ở những người, động vật, thực vật khác. Cũng như sự nhạy cảm phát triển, yếu tố trực quan và tâm linh của bạn cũng phát triển theo. Sau đó bạn có cơ hội để cải thiện sức khoẻ của bạn trên tất cả các cấp độ. Tất cả các Qi đều kết nối với nhau.

Bài tập đánh thức cơ thể

Ba bài tập thức tỉnh cơ thể sau đây là một nền tảng khác của việc tập luyện Qigong. Tôi khuyến khích bạn nên thực hiện bài tập này trước mỗi buổi tập Qigong để giúp cơ thể và tâm trí lại gần nhau, trong trạng thái tập trung và giúp nới lỏng cơ thể để cho phép dòng chảy của Qi được chảy tự do. Nó sẽ giúp các bài thực hành tiếp theo của bạn hiệu quả hơn.

1. Bắt đầu trong tư thế Wu Ji, và nhớ đến ba qui tắc.
2. Thực hiện hít thở Hạ Thiên 3 lần.

Động tác Ném đá

1. Từ tư thế Wu Ji, nâng cánh tay của bạn lên bằng chiều cao của vai, lòng bàn tay quay xuống đất (vị trí "T"). Hít vào.
2. Khi bạn thở ra, quay phần thân trên của bạn sang một bên và vung cánh tay phía trước sang cùng bên, lòng bàn tay ngửa lên, như bạn đang ném một hòn đá, đồng thời cánh tay còn lại vung ra phía sau bạn.
3. Hít vào khi bạn quay lại vị trí "T".
4. Khi bạn thở ra, lặp lại phía bên kia. Nói cách khác, nếu bạn quay sang bên phải, cánh tay trái của bạn sẽ vung ở phía trước và về phía bên phải như đang ném hòn đá, trong khi tay phải của bạn vung đằng sau lưng bạn.
5. Lặp lại với nhịp điệu liên tục, đồng bộ với hơi thở, cứ thực hiện bên này rồi sang bên kia. Thực hiện 3-9 lần mỗi bên.
6. Thực hiện động tác hít thở Hạ Thiên 3 lần.

Động tác Hạ gót

7. Từ tư thế Wu Ji, bắt đầu nhún nhịp nhàng vòm ngang của bàn chân bạn.
8. Khi bạn nhịp, để tinh thần của bạn đi qua mỗi khớp chủ yếu trên cơ thể và giải toả sự căng thẳng ở đó. Bắt đầu với cổ chân, sau

đó di chuyển lên đầu gối, sau đó là hông, và kết thúc là ở trung tâm tim. Sau đó đi đến những ngón tay, và đi lên cánh tay, thông qua cổ tay, cùi chỏ, và vai, kết thúc ở cổ.

9. Dừng nhịp. Hãy tưởng tượng ánh sáng vàng chiếu xuyên qua cơ thể bạn.

10. Dùng vòm ngang bàn chân nâng cơ thể lên, hít vào, kéo ánh sáng đến đỉnh đầu của bạn. Sau đó, một cách bất ngờ, thả người mạnh xuống gót chân bạn, giải phóng tất cả căng thẳng vào lòng đất.

11. Lặp lại động tác này 3-9 lần.

12. Kết thúc bằng động tác hít thở Hạ Thiên 3 lần.

Động tác Lắc cây

13. Từ tư thế Wu Ji, nâng cánh tay lên phía trước, song song nhau, bằng chiều cao của vai.

14. Bàn tay nắm lỏng, kéo tay luân phiên tới gần ngực bạn, như thể kéo một cái gì đó ở cuối sợi dây thừng.

15. Ngay lập tức lắc toàn bộ cơ thể, từ đầu đến chân. Bạn càng thoải mái thì bạn càng cảm nhận được sự rung động khắp cơ thể, kể cả các cơ quan nội tạng.

16. Lặp lại 3-9 lần.

17. Kết thúc bằng động tác hít thở Hạ Thiên 3 lần.

Thiền cân bằng

Thiền cân bằng là bài tập cơ bản để phát triển mối quan hệ với cơ thể của chính bạn cũng như với nguồn năng lượng vũ trụ của Trời và Đất. Nó đòi hỏi bạn có mặt ở hiện tại, trong cơ thể và không phải trong tâm trí. Nó có bốn giai đoạn. Thiền cân bằng cũng có sẵn trong trong CD hay iTune.

1. Bắt đầu với ba qui tắc: hơi thở ổn định, tâm trí thư giãn, tư thế Wu Ji (chân rộng bằng vai, vai thoải mái, xương cụt thu lại, đỉnh đầu nâng lên).

2. Tập trung sự chú ý vào phía trước trán giữa đôi lông mày. Tưởng tượng những giọt dầu ấm áp chảy xuống phía trước cơ thể của bạn bao bọc tất cả mọi thứ trên đường đi của nó. Cảm nhận những giọt dầu này hấp thụ tất cả những tạp chất, chỉ để

lại những tế bào của bạn sạch sẽ và đầy sức sống. Khi những giọt dầu chạm đến chân của bạn nó sẽ chạy xuống sâu vào lòng đất. Bây giờ tập trung vào phía sau đầu của bạn. Tưởng tượng những giọt dầu mềm mại, ấm áp chảy xuống toàn bộ phía sau cơ thể bạn. Cảm nhận phía sau cũng nhiều như bạn cảm nhận phía trước cơ thể. Cảm nhận làn dầu ấm áp này bao bọc và làm sạch từng tế bào và mô cơ thể, một lần nữa chảy xuống chân bạn, và vào sâu trong lòng đất.

3. Sự tập trung tiếp theo ở phần cao nhất trên đầu bạn, là Bách Hội (GV20) trong y học Trung Hoa. Kết nối với sức mạnh cao hơn của bạn. Tưởng tượng luồng ánh sáng trắng từ thiên đường đi xuyên qua đỉnh đầu và chảy xuống toàn bộ cơ thể, làm sạch tất cả các cơ quan nội tạng. Hãy tưởng tượng ánh sáng trắng thấm sâu vào mỗi mô trong cơ thể bạn, Tưởng tượng nó đi qua đầu, xuống cột sống, đi qua bụng, xuống chân và đi vào lòng đất.

4. Tưởng tượng đôi chân bạn đang tan chảy vào lòng đất, để bạn đứng trên một biển năng lượng lỏng cao đến cổ chân bạn.

5. Tưởng tượng có một rễ phát triển từ trung tâm của lòng bàn chân, được gọi là huyệt Dũng Tuyền trong y học Trung Hoa (K1). Những rễ này kết nối sâu vào trong lòng đất, gấp đôi chiều cao của cơ thể. Nó sẽ cho bạn kết nối mạnh mẽ với cả Trời và Đất.

6. Hít vào, tưởng tượng năng lượng từ lòng đất đi theo những cái rễ, đi lên chân bạn, mở rộng ra Hạ Đan Điền. Sau đó, thở ra và tưởng tượng năng lượng đi trở lại vào lòng đất. Lặp lại nhiều lần, lấp đầy toàn bộ phần bụng dưới, sau đó giải phóng năng lượng vào trong lòng đất.

7. Kết thúc bằng cách duỗi hai tay sang hai bên, đưa lên cao qua đầu, và sau đó hạ chúng xuống phía trước, cuối cùng để chồng hai bàn tay lên nhau trên phần bụng dưới.

CHƯƠNG 3: Hệ thống kinh lạc

Từ kinh lạc* *(*chúng ta thường hay nghe là khí huyết)*, được sử dụng trong y học Trung Hoa, đưa vào Anh ngữ như một từ dịch tiếng Pháp của thuật ngữ y học Trung Hoa jing-luo. "Jing" là đi qua hoặc một đường chỉ trên vải; "luo" có nghĩa là một cái gì đó kết nối hoặc gắn bó hoặc một mạng lưới.

Các kinh lạc là các kênh hoặc con đường mang Qi đi khắp cơ thể. Chúng khác các mạch máu vật lý; thay vào đó chúng là một mạng lưới vô hình của con đường năng lượng. Trong lý thuyết kinh lạc Trung Quốc, các kênh này đại diện cho một loại mạng thông tin. Qi di chuyển dọc theo chúng, kết nối tất cả các cơ quan, bên trong cũng như bên ngoài cơ thể. Số lượng và chất lượng của dòng chảy năng lượng dọc theo các con đường này xác định sức khoẻ của cơ thể; thiếu hụt, dư thừa, trì trệ và tắc nghẽn là những vấn đề điển hình. Các phương pháp điều trị khác nhau của y học Trung Hoa giải quyết những vấn đề này tại các điểm cụ thể, dựa trên các chi tiết của hệ thống kinh lạc.

Hệ thống kinh lạc của lý thuyết y học Trung Quốc bao gồm 12 Kinh lạc chính và 8 Kinh lạc phụ. Các Kinh lạc phụ, hay mạch, thực ra là một phần của các Kinh lạc chính, và sẽ được nói đến sau.

Các Kinh lạc chính được đặt tên theo các cơ quan chính của cơ thể. Mỗi kinh lạc là một kênh năng lượng liên kết với một cơ quan cụ thể; năng lượng chạy giữa những điểm nơi dòng chảy có thể bị ảnh hưởng.

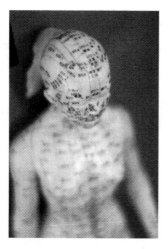

Các Kinh lạc chính được tìm thấy hoạt động theo cặp, một Âm và một Dương. Ý nghĩa của Âm và Dương sẽ được giải thích ở chương sau; bây giờ, cứ nghĩ đơn giản những thành phần Âm và Dương này liên quan chặt chẽ, giống như anh em. Các Kinh lạc Âm nằm trên các mặt bên trong cơ thể; trong đó, Qi chảy hướng lên trên. Các Kinh lạc Dương nằm trên các mặt bên ngoài cơ thể; trong đó, Qi chảy hướng xuống. Mỗi cặp tương ứng với một yếu tố Ngũ hành, một tập hợp của các khái niệm đó sẽ được giải thích sau (chương 6). Điểm chính để hiểu bây giờ là Qi chảy qua cơ thể trên những con đường cụ thể, được mô tả bằng tiếng Anh là *meridians*. Những kinh lạc này hoạt động theo cặp, và mỗi cặp liên quan đến các phẩm chất nào đó và các đặc trưng mà cả hai đều đúng trong cả cơ thể hay trong tự nhiên.

12 cặp kinh lạc theo Ngũ hành						
Yếu tố	Hoả	Thổ	Kim	Thuỷ	Mộc	Ngoài
Âm	Tim	Lách	Phổi	Thận	Gan	Màng ngoài tim
Dương	Ruột non	Dạ dày	Ruột già	Bàng quang Tiết niệu	Túi mật	Màng ngoài tim

*Màng ngoài tim là các mô bao bọc xung quanh tim, Tam tiêu là một khái niệm về một cơ quan theo y học Trung Hoa. Những điều này sẽ được mô tả ở chương sau.

CHẠM QUA CÁC KINH LẠC

Trong bài thực hành này chúng ta sẽ sử dụng bàn tay để theo dấu các kinh lạc. Điều này sẽ làm hài hoà và kích thích dòng chảy của Qi. Chúng ta sẽ di chuyển theo hướng lên trên dọc theo các Kinh lạc Âm (bên trong của cơ thể và chân tay) khi chúng ta hít vào, và chúng ta sẽ di chuyển bàn tay xuống dọc theo Kinh lạc Dương (bên ngoài cơ thể và chân tay), khi thở ra. Sử dụng lòng bàn tay đối diện với cơ thể. Bạn có thể chạm vào cơ thể, hoặc bạn có thể giữ cho tay ngay trên bề mặt cơ thể. Quần áo không quan trọng. Di chuyển bàn tay với tốc độ phù hợp với hơi thở.

Mở đầu

1. Bắt đầu với ba qui tắc: hơi thở ổn định, tâm trí thoải mái, tư thế Wu Ji (chiều rộng chân bằng vai, vai thoải mái, xương cụt thu lại, đầu thẳng)

2. Hít thở Hạ thiên 3 lần. Bạn có thể lắc nhẹ cơ thể để thư giãn và thả lỏng cơ thể.

Phần trên cơ thể

3. Bắt đầu với hai tay sang hai bên trong tư thế "T".

4. Khi bạn hít vào, đưa hay tay lên phía trước cơ thể, và đưa hai bàn tay lên cánh tay đối diện. Như thế này, tay phải di chuyển lên bên ngoài cánh tay trái trong khi tay trái di chuyển bên ngoài cánh tay phải.

5. Ở vai, tiếp tục di chuyển bàn tay lên hai bên đầu (cánh tay sẽ chéo nhau).

6. Tại đỉnh đầu, cánh tay buông ra.

7. Thở ra khi bạn để hai tay đi tự nhiên xuống dọc phía trước cơ thể, sau đó dọc theo bên ngoài hai chân.

8. Nhón chân lên và bạn phủi nhẹ hai bàn tay ra bên ngoài và nói "SHUU" và thả hơi thở ra thật mạnh. Tưởng tượng bạn đang đẩy năng lượng xấu mà bạn thu thập được trên tay bạn vào trong lòng đất.

Phần dưới cơ thể

9. Bây giờ hãy cúi về phía trước, và đặt tay của bạn lên cổ chân, tay trái lên mu bàn chân trái và tay phải lên mu bàn chân phải. Khi bạn hít vào, di chuyển bàn tay lên bên trong chân của bạn và đi lên phần háng.

10. Bắt chéo tay, di chuyển lên phần nách.

11. Thở ra. Khi bạn làm vậy, đặt hai tay vào cánh tay đối diện, dọc xuống phần bên trong của cánh tay, cho đến khi hai tay bạn tách ra, lòng bàn tay hướng vào nhau.

12. Lặp lại từ bước 1.

13. Để kết thúc bài thực hành, hít thở Hạ thiên 3 lần.

GHI CHÚ

1. Trong các văn bản Trung Hoa khuyên bạn nên lặp lại bài tập này 9-36 lần (bội số của 9, là một con số hài hoà).

2. Bạn có thể thực hiện bài tập tương tự sử dụng nắm bàn tay và vỗ nhẹ cơ thể, ngoài việc vuốt ve. Trong trường hợp này, vỗ nhẹ cơ thể, với niềm tin, để kích thích dòng chảy năng lượng.

3. Bạn có thể làm điều này với người khác, bằng cách chạm vuốt hay vỗ nhẹ. Dù bằng cách nào, nó cũng nên là một trải nghiệm thú vị và tiếp thêm sinh lực cho bạn. .

4. Đây là một bài thực hành tốt cho bất cứ ai khi thể chất cảm thấy căng thẳng bởi vì nó sẽ kích thích các dây thần kinh và cải thiện tuần hoàn máu.

5. Đây cũng là một bài thực hành tốt khi bạn cảm thấy một cơn cảm lạnh hay cảm cúm đang đến gần, hoặc khi bạn cảm thấy bất kỳ sự mất cân bằng nào trong năng lượng của bạn. Nó sẽ khôi phục lại sự hài hoà một cách nhanh chóng.

Cảm thấy khó chịu có thể là điều tốt

Đừng luôn mong đợi bạn sẽ cảm thấy tuyệt vời ngay sau khi tập luyện Qigong. Bằng cách làm hài hoà dòng chảy năng lượng bạn đang bắt các vấn đề tự giải quyết chính chúng. Thỉnh thoảng điều này có thể gây khó chịu. Việc thực hành là an toàn; cứ tiếp tục, nhưng có thể nhẹ nhàng hơn hoặc chậm hơn. Cuối cùng bạn sẽ cảm thấy tốt hơn nhiều so với trước đó. Bạn sẽ không lúc nào cũng biết tại sao - và biết được tại sao dường như không phải là vấn đề - nhưng, về lâu dài, theo kinh nghiệm của tôi, bạn sẽ chắc chắn cảm thấy tốt hơn.

CHƯƠNG 4: ÂM VÀ DƯƠNG CỦA CÁC CƠ QUAN

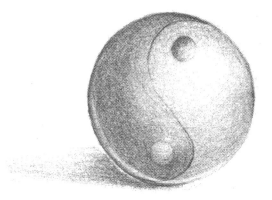

    Âm và Dương là những khái niệm triết học dựa trên sự tương đối. Trong khi chúng là nền tảng cho triết học Trung Hoa, chúng lại xa lạ với tư tưởng triết học phương Tây. Nói chung, triết học phương Tây tìm kiếm sự tuyệt đối. Nó tìm cách xác định điều gì là đúng và điều gì là không đúng. Ngược lại triết học Trung Hoa quan tâm đến các mối quan hệ tương đối, và những mối quan hệ này được mô tả như là Âm và Dương. Như là điều gì đó lớn hay nhỏ tuỳ theo thứ mà bạn so sánh cùng; tương tự điều gì đó là Âm với Dương tuỳ theo bạn so sánh nó với cái gì.

    Người ta nói rằng Âm và Dương lần đầu tiên được xác định như là hai phía của một ngọn đồi, một bên tối, một bên sáng; một bên mát, một bên nóng. Điều này dẫn đến việc quan sát thấy mọi hiện tượng luôn luôn di chuyển giữa hai cực đối lập. Đêm trở thành ngày, sau đó trở lại là đêm. Thiên là Dương, tròn trịa; Địa là Âm, vuông vức. Điều gì chủ động hơn, sáng, mở rộng liên kết sẽ có nhiều Dương, hơn là điều gì yên lặng, tối và hẹp. Âm và Dương tồn tại cùng lúc một cách đối lập và bổ sung. Hơn nữa, Âm chứa đựng gốc rễ của Dương và Dương chứa đựng gốc rễ của Âm; Âm tại điểm cực độ sẽ trở thành Dương; Dương tại điểm cực độ sẽ trở thành Âm. Ví dụ, hoạt động cực độ (Dương) sẽ trở thành sự suy sụp (Âm). Âm và Dương phụ thuộc lẫn nhau theo định nghĩa, và chúng liên tục hoán đổi cho nhau, thứ này trở thành thứ khác.

Trong cơ thể con người, các bác sĩ Trung Hoa xưa tìm thấy rằng các kinh lạc hoạt động theo cặp, một liên hệ với Âm và cái còn lại liên hệ với Dương. Như vậy, Dạ Dày và Lách làm việc với nhau, với Dạ Dày chủ động hơn/Dương trong khi Lách liên hệ với Âm. Ruột Già và Phổi làm việc cùng nhau, Ruột Non và Tim, Túi Mật và Gan, và Bàng Quang Tiết Niệu làm việc cùng Thận - tất cả là các cơ quan Âm và Dương, một cách tương ứng.

Các tài liệu Trung Hoa cổ điển xem các cơ quan Âm là quí hơn Dương. Trong khi Dương chịu trách nhiệm cho nhiệt và là động lực tạo ra sự thay đổi và biến đổi, thì sự nuôi dưỡng tự nhiên của Âm là để hỗ trợ sự sống. Đó là bản chất của Dương cho sự dư thừa, đó là bản chất của Dương để trở nên rõ nét, để đòi hỏi sự chú ý. Ngược lại, đó là bản chất của Âm khi trở nên thiếu thốn, rút lui, thất bại mà không quá phô trương. Cung cấp sự thiếu hụt Âm nói chung khó khăn hơn so với việc kiềm chế sự dư thừa Dương. Vì vậy, đa số thuốc Đông y - và các bài tập Qigong - đặc biệt nhắm vào những cơ quan Âm quý giá và năng lượng của chúng.

Xoa bóp các cơ quan Dương

Bài tập này xoa bóp tất cả các cơ quan Dương - chủ yếu là toàn bộ hệ tiêu hoá. Vì vậy, nó tốt cho tất cả các triệu chứng khó chịu trong hệ tiêu hoá hoặc đau đớn, cả các triệu chứng cấp tính như buồn nôn, cũng như các vấn đề mãn tính như táo bón hay ợ nóng.

1. Bắt đầu bằng tư thế Wu Ji, chân rộng bằng vai, xương cụt thu vào, cằm thu vào, đầu thẳng, thư giãn và cân bằng.
2. Nâng cánh tay lên phía trước đến ngang vai trong khi bạn hít vào bằng mũi xuống phần bụng dưới. Giữ bụng thư giãn, và để cho nó được phình ra khi lấp đầy không khí.

3. Khi sẵn sàng thở ra, kết hợp với bụng, tống không khí và cánh tay của bạn vung ra sau sử dụng 70% lực (sau đó, hãy để quán tính giúp mang chúng trở lại)

4. Để cánh tay vung trở lại phía trước để lặp lại bài tập này.

5. Lặp lại 50 lần lúc đầu, dần dần tăng lên 150 lần.

GHI CHÚ

1. Hơi thở phải tự nhiên, giống như việc đánh cánh tay phải tự nhiên, nhịp điệu nhịp nhàng.

2. Đối với các vấn đề cấp bách, sử dụng bài tập này nếu cần thiết. Đối với các vấn đề sức khoẻ mãn tính, thực hiện bài tập này một lần mỗi ngày, tốt nhất là vào buổi sáng.

3. Bạn cũng có thể thực hiện bài tập này khi ngồi (mặc dù đứng được khuyến khích hơn).

NGHIÊN CỨU TRƯỜNG HỢP

Một phụ nữ ở độ tuổi 50 đã đến văn phòng của tôi, rất khó chịu vì áp lực trong bụng cô được chẩn đoán bởi các bác sĩ là chứng sa tử cung. Bác sĩ khuyên cô nên cắt bỏ tử cung. Cô cũng đã có tiền sử u xơ tử cung, dễ bị nhiễm trùng nấm men và cô còn cho biết cô rất dễ bị bầm tím. Tôi đánh giá vấn đề cơ bản là sự thiếu hụt đã phá vỡ cân bằng của Lách. Tôi đề nghị cô ấy thay đổi chế độ ăn uống, loại bỏ các thức ăn lạnh, sống và các loại mì ống, bánh mì, đường (kể cả trái cây). Tôi thực hiện khí công y khoa để giữ ấm và nâng cao tử cung. Sau 3 lần điều trị, tử cung đã quay về vị trí bình thường. Và cô không bao giờ trở lại chế độ ăn uống cũ nữa.

CHƯƠNG 5: CÁC MẠCH VÀ CỬA

Có 8 Kinh lạc phụ giúp điều chỉnh dòng chảy năng lượng xuyên suốt cơ thể. Chúng thực hiện bằng hai cách. Đầu tiên, chúng kết nối các Kinh lạc chính. Các kết nối đó đảm bảo rằng năng lượng chảy nhịp nhàng khắp cơ thể, và tạo điều kiện liên lạc giữa các cơ quan, hỗ trợ chức năng của chúng. Thứ hai, các Kinh lạc phụ phục vụ như nguồn chứa năng lượng, có nghĩa là chúng có thể cung cấp cho sự thiếu hụt hoặc hấp thụ sự dư thừa trong các Kinh lạc chính. Bởi vì chức năng này, chúng còn được gọi là các mạch. Hai trong số các Kinh lạc phụ quan trọng là Đốc mạch và Nhâm mạch. Đốc mạch chạy phía sau cơ thể, từ phần đáy chậu đến phần môi phía trong hàm răng trên, trong khi Nhâm mạch chạy phía trước cơ thể từ đáy chậu đến phần giữa của môi dưới (Đáy chậu là điểm giải phẫu giữa bộ phận sinh dục và hậu môn). Như vậy, cùng với nhau, hai kinh lạc này bao bọc cơ thể trên trục thẳng đứng của chúng. Cả hai chạy rất gần với bề mặt cơ thể. Đường đi của các kinh lạc này cũng trùng khớp với hệ thống thần kinh trung ương. Kích thích hệ thần kinh trung ương sẽ làm đầy các mạch, và mở rộng tất cả các kinh lạc mà các mạch này chu cấp. Dọc theo các mạch, có một số điểm cụ thể nơi Qi - cũng như máu, các dịch cơ thể khác, và cảm xúc - có xu hướng bị nghẽn. Những điểm này được gọi là các cửa. Có bảy cửa quan trọng trong tập luyện Qigong:

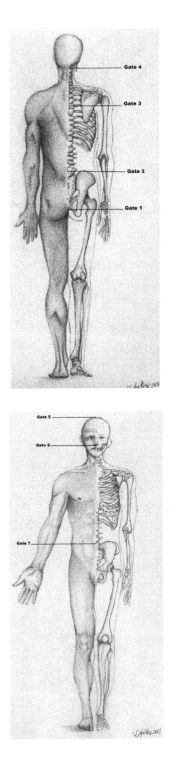

Cửa thứ nhất: Hội Âm (Nhâm mạch 1, hay CV1) nằm giữa cơ quan sinh dục và cơ thắt hậu môn.

Cửa thứ hai: Cánh Cửa Sự Sống hoặc Mệnh Môn (Đốc mạch 4, hay GV4) nằm trên cột sống, xác định tại điểm đối diện với rốn.

Cửa thứ 3: Thần Đạo (Đốc mạch 11, hay GV11) nằm giữa hai xương bả vai

Cửa thứ 4: Phong Phủ (Đốc mạch 16, hay GV16) nằm ở phần đáy hộp sọ.

Cửa thứ 5: Bách Hội (Đốc mạch 20, hay GV20) nằm ngay phần cao nhất của đầu.

Cửa thứ 6: Ngân Giao (Đốc mạch 28, hay GV28) nằm ở chỗ nối của môi trên và lợi.

Cửa thứ 7: Khí Hải (Nhâm mạch 6, CV6) nằm khoản 3,8 cm dưới rốn.

Kinh lạc phụ quan trọng thứ 3 là Đới mạch, bao quanh cơ thể ở thắt lưng.

Kích thích và điều tiết dòng chảy năng lượng trong các mạch giúp điều chỉnh dòng chảy năng lượng trong cơ thể ở tất cả các Kinh lạc chính. Các bài thiền quỹ đạo vi mô, thiền chu kỳ sao Mộc, bài thở Tiểu Thiên, điều chỉnh cụ thể Đốc mạch và Nhâm mạch.

THIỀN QUỸ ĐẠO VI MÔ

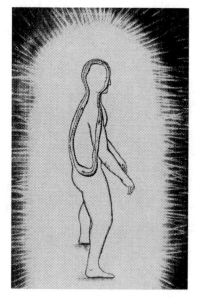

Mục đích của bài thiền này là tạo điều kiện và tăng cường dòng chảy của Qi trong Nhâm và Đốc mạch. Bước đầu tiên chỉ đơn giản là nhận thức được sự chuyển động của Qi; trong các giai đoạn sau, bạn có thể phát triển quyền lực điều khiển Qi. Các nhà hiền triết cổ nói rằng, với sự tập luyện chân thành, nó sẽ mất một trăm ngày để hoàn toàn mở được hai mạch này hay các kinh lạc. Thời gian nó cần không quan trọng; thậm chí chỉ một ngày tập luyện cũng sẽ mang lại lợi ích!

1. Bắt đầu với ba qui tắc: hơi thở ổn định, tâm trí thư giãn, tư thế Wu Ji (chân rộng bằng vai, vai thoải mái và mở rộng, xương cụt thu vào, đỉnh đầu nâng cao).
2. Đặt lưỡi lên sau răng ở vòm miệng trên. Thắt cơ hậu môn, và ngoài ra, thư giãn cơ thể.
3. Khi bạn hít vào, dẫn Qi đi lên cột sống (đi lên Đốc mạch), đi lên đến đỉnh đầu. Nếu bạn không thể cảm nhận Qi, hãy tưởng tượng nó. Bạn có thể tưởng tượng nó như ánh sáng hoặc một màu sắc hoặc máu hoặc chất dịch di chuyển hướng lên cơ thể.
4. Khi bạn thở ra, dẫn dắt Qi từ đỉnh đầu xuống phía trước mặt, đi vào vòm miệng trên đến điểm mà lưỡi bạn đang chạm vào.
5. Tiếp tục thở ra, dẫn Qi xuống phía trước cơ thể (Nhâm mạch) tới vùng đáy chậu.
6. Khi Qi chạm đến vùng đáy chậu, lặp lại bài tập này - cứ thế, hít vào mang Qi lên dọc cột sống, sau đó thở ra mang nó qua đỉnh đầu tới đầu lưỡi, và xuống dưới phía trước cơ thể cho đến vùng đáy chậu.
7. Lặp lại bài tập này liên tục. Cuối cùng, với tâm trí của bạn, mang Qi đến Hạ Đan Điền và giữ nó ở đó.

GHI CHÚ

1. Ban đầu, thực hành bài tập thiền này trong 10-15 phút mỗi ngày.
2. Lúc bắt đầu, khi bạn có thể không cảm thấy dòng chảy của Qi, sử dụng độ dài của một hơi thở để hình dung mang Qi từ đáy cột sống đến đỉnh đầu. Sau đó, bạn có thể thực hiện nó nhanh hơn, đặc biệt khi bạn nhận thức được Qi và khuynh hướng tự nhiên của nó.

3. Bạn có thể thực hiện bài thiền Quỹ đạo vi mô ở bất cứ vị trí nào (đứng, ngồi, hay nằm), và bất cứ lúc nào. Ví dụ, bạn có thể thực hiện nó bất cứ lúc nào bạn đang chờ đợi, như khi dừng tại đèn giao thông hay đứng xếp hàng trong một cửa hàng hay thậm chí trong khi xem tivi.

KINH NGHIỆM CÁ NHÂN

   Mặc dù các văn bản cổ xưa nói rằng sẽ mất 100 ngày (khoảng 3 tháng) để mở các cánh cửa và cảm nhận dòng chảy của Qi, đối với tôi nó đã mất 6 tháng. Tôi đã thực hiện bài thiền thường xuyên, mỗi ngày, và đã không cảm thấy gì cả...cho đến một ngày tôi đã cảm thấy đầu lưỡi mình dao động hay rung động nơi nó được đặt ở vòm miệng trên của tôi. Kể từ đó tôi đã có thể dần dần tăng cường nhận thức của mình. Đầu tiên, tôi đã có thể cảm thấy Qi xuyên suốt đường đi của nó ở Đốc mạch và Nhâm mạch, sau đó tôi đã có thể cảm thấy nó trong các cơ quan khác. Tôi tin rằng thực hiện bài thiền Quỹ đạo vi mô là bước nền tảng đầu tiên, để cuối cùng, kiểm soát được Qi của cơ thể.

CHƯƠNG 6: CHI TIẾT VỀ NGŨ HÀNH

Các lý thuyết Trung Hoa về Ngũ Hành phát triển từ sự quan sát của các nhà hiền triết cổ đại rằng tất cả các hiện tượng trong vũ trụ là sản phẩm của sự di chuyển của 5 yếu tố Hoả, Thổ, Kim, Thuỷ, và Mộc. Từ sự trống rỗng tự nhiên của Wu Ji, phát sinh Âm - Dương. Âm - Dương trong Wu Ji này sản sinh ra Tam bảo: Thiên, Địa, và Nhân. Năng lượng tiếp tục bộc lộ đến 4 nhóm Âm và Dương. Bốn nhóm này cộng với yếu tố Thổ cho chúng ta năm giai đoạn của năng lượng, thường được gọi là Ngũ Hành. Từ Ngũ Hành cho đến vạn vật hay thế giới vật chất của chúng ta. Trong y khoa Trung Quốc, lý thuyết Ngũ Hành đã có ảnh hưởng nhất định trong sinh lý, bệnh lý, chẩn đoán, điều trị và dược học. Nó cũng được áp dụng trong các lĩnh vực Phong thuỷ và Chiêm tinh học.

Mỗi yếu tố trong Ngũ Hành có những đặc điểm và liên kết cụ thể như quan sát trong tự nhiên trong hơn hai ngàn năm. Xuyên suốt cuốn sách này tôi sẽ viết hoa năm từ này khi chúng đề cập đến khái niệm Trung Hoa và không phải đối tượng cơ quan vật lý. Vì vậy:

>Hoả có những đặc điểm của sự rực rỡ, mở rộng, nhiệt huyết, phân tán và phóng đãng.

>Thổ là gieo, gặt hái và phát huy tất cả các hiện tượng; nó mang những đặc tính hài hoà và cân bằng; nó là bản chất của sự trung tính.

>Kim là hoạt động thay đổi; nó có những phẩm chất của sự thanh lọc, tinh lọc, loại trừ, sửa đổi, và lực hút.

>Thuỷ có những đặc điểm của sự rút gọn, tập hợp, sự cô đọng.

>Mộc có những đặc điểm của sự phát triển, sự khởi đầu, giải phóng, và trẻ hoá.

Ngũ Hành liên quan đến nhau trong ba chu kỳ: chu kỳ sáng tạo, chu kỳ điều khiển, và chu kỳ huỷ diệt, như mô tả trong hình 10-12. Hiểu những mô hình tự nhiên của sự biến hoá có thể giúp giải thích hệ thống cơ quan ảnh hưởng lẫn nhau như thế nào, và làm thế nào để điều trị một hệ thống thông qua hệ thống liên quan. Chúng cũng giúp chúng ta hiểu được khi một cơ quan có vấn đề sẽ ảnh hưởng đến các cơ quan khác như thế nào. Lý thuyết Kinh lạc, cùng với lý thuyết Ngũ Hành, là cách người Trung Hoa mô tả và giải thích sự tương tác của cơ thể con người như một hệ thống năng động, toàn diện.

CHU KỲ SÁNG TẠO

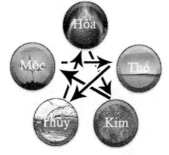

Yếu tố Thổ hoạt động như một lúc làm hài hoà các yếu tố khác.

CHU KỲ ĐIỀU KHIỂN

CHU KỲ HUỶ DIỆT

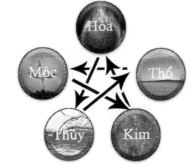

TẬP HỢP NĂNG LƯỢNG TRỜI VÀ ĐẤT

Mục đích của bài tập này là hấp thụ Thiên dương và Địa âm, và sau đó mang chúng lại cùng nhau một cách hài hoà. Đây là bài tập mở đầu cho năm bài tập làm sạch cơ quan mà chúng ta sẽ thực hiện tiếp theo.

1. Bắt đầu với Ba qui tắc: hơi thở ổn định, tâm trí thoải mái, tư thế Wu Ji (chân rộng bằng vai, vai thư giãn và mở rộng, xương cụt thu vào, đỉnh đầu nâng lên).

2. Dang rộng tay ngang vai, trong tư thế "T", với lòng bàn tay hướng lên trên.

3. Nâng cao cánh tay qua đầu, lòng bàn tay hướng vào nhau.

4. Như bạn đang ôm vòng qua một quả bóng lớn, cong người ra phía trước từ phần hông, giữ vai thư giãn và giữ cằm chúi về phía ngực. Hãy để cánh tay theo chuyển động.

5. Khi bạn đã cúi về phía trước hết mức có thể, từ từ thả cánh tay và bàn tay hướng về mặt đất; để chúng đong đưa. Không khoá cứng đầu gối, để chúng thả lỏng.

6. Cong đầu gối khi bạn cuộn người lên vị trí đứng cũ, mỗi lúc mỗi đốt xương sống.

7. Lặp lại bài tập 36 lần.

NGHIÊN CỨU TRƯỜNG HỢP

Thỉnh thoảng tôi đi tình nguyện tại các trường tiểu học để dạy các em nhỏ về sự khác biệt giữa Qigong và Tai Chi. Một vài tuần sau giáo viên đã gọi cho tôi báo cáo những gì đã xảy ra trong một chuyến đi thực tế bảo tàng. Trên đường đi, những đứa trẻ đã trở nên ồn ào và mất kiểm soát, cho đến khi một trong những lãnh đạo lớp đề nghị "Này! Hãy thực hiện bài thực hành Tập hợp Thiên và Địa mà ngài Shelton đã dạy chúng ta!" Sau đó, cả lớp đã bắt đầu thực hiện bài tập này ngay giữa trung tâm thành phố San Jose. Như một phép màu, giáo viên báo cáo, tất cả các em đã bình tâm lại và phần còn lại của chuyến đi đã diễn ra rất suôn sẻ.

CHƯƠNG 7: YẾU TỐ HOẢ

Cơ quan Âm: Tim -- Thời gian:11 giờ sáng - 1 giờ chiều

Màng ngoài của tim -- Thời gian:7- 9 giờ tối

Cơ quan Dương: Ruột non -- Thời gian: 1-3 giờ chiều

Tam tiêu -- Thời gian: 9-11 giờ tối

Để bắt đầu với chương này, tôi sẽ thảo luận mỗi yếu tố Ngũ Hành với các thuật ngữ của Kinh lạc và hệ thống cơ quan mà chúng có liên quan. Bởi vì các cơ quan Âm được coi là quý giá nhất (vì lý do được nêu trong chương 5), nên mỗi yếu tố tôi sẽ tập trung vào cơ quan Âm có liên quan. Tôi sẽ theo chu kỳ sáng tạo (như trong hình 10), bắt đầu với yếu tố Hoả. Cuối cùng, một lưu ý quan trọng nữa cho tất cả các chương tiếp theo: các tài liệu tham khảo của Trung Quốc không giống như sự phân bổ của cơ quan giải phẫu phương Tây. Ví dụ, khi TCM (y học cổ truyền Trung Quốc) đề cập đến Thận, nó đề cập đến năng lượng của hệ thống Thận - không nhất thiết là cơ quan vật lý, thận. Vì vậy, nếu một bác sĩ Trung Quốc nói với bệnh nhân rằng anh/cô ấy có vấn đề về Thận, bác sĩ không có ý rằng bệnh nhân có bệnh thận. Để nhắc nhở người đọc về sự khác biệt này, tôi sẽ viết hoa tên cơ quan khi đề cập đến khái niệm của Trung Quốc, và sẽ không viết hoa khi đề cập đến cơ quan vật lý.

Yếu tố Hoả có hai cặp Kinh lạc liên kết với nó. Một cặp là Tim và Ruột non; cặp khác là Màng ngoài tim (trong giải phẫu học, màng ngoài tim là các mô xung quanh tim) và Tam Tiêu. Tam Tiêu là khái niệm hệ thống năng lượng độc đáo đối với lý thuyết y học Trung Hoa. Nó có giờ hoạt động, chức năng cụ thể, các điểm vào và điểm kiểm soát, v.v.., cũng giống như các Kinh lạc khác, nhưng nó không có hình dạng vật lý.

Trong y học Trung Quốc, Tim được cho là đặt qui tắc cho máu và các mạch máu. Trong khi Gan được cho là điều khiển máu, Tim được cho là người thống trị. Điều này có nghĩa là Gan giúp máu di chuyển, trong khi Tim quyết định nơi máu cần phải đi. Màng ngoài của tim được đề cập đến như sự bảo vệ các mô của tim. Các yếu tố gây bệnh bên ngoài cũng như cảm xúc hầu như tấn công màng ngoài của tim trước khi chúng tấn công tim.

Cơ quan tim nằm ở lồng ngực bên trái. Người ta tin rằng trong TCM năng lượng Tim là đặc biệt quan trọng trong tất cả các bộ phận cơ thể, vì nó kiểm soát các nội tạng và ruột. Tim có khía cạnh Âm và Dương. Âm đề cập đến máu được kiểm soát bằng tim. Dương đề cập đến chức năng thực tế, nhiệt độ, và Qi của tim. Các chức năng chính của Tim là kiểm soát lưu thông máu, phụ trách các hoạt động thần kinh, và sản xuất mồ hôi như là một chất lỏng của tim. Trong điều kiện của các bộ phận cơ thể khác, tình trạng của Tim được đặc biệt thể hiện ở lưỡi và mặt.

-Kiểm soát lưu thông máu

Các mạch máu là các ống mà máu chảy trong đó. Chúng liên kết với tim, tạo ra một hệ thống khép kín. TCM nói rằng đó là Qi của tim giữ nó đập và gửi máu qua các mạch máu. Khi Qi đủ, tim có thể giữ được nhịp đập bình thường và sức mạnh. Nhịp đập của tim phản ánh nhiều về Qi của cơ thể và tình trạng của các cơ quan nội tạng. Thật vậy, chẩn đoán mạch là một hình thức đánh giá quan trọng trong TCM. Bạn có thể nghĩ về việc đánh giá nhịp mạch như đánh giá dòng chảy của nước trong ống. Điều kiện của ống - nó dẻo hay cứng ? Hoàn toàn mở hay bị tắc? - cũng như sức mạnh của máy bơm - nó bơm đều hay thất thường, mạnh hay yếu ? v...v.. - sẽ xác định chất lượng và tính chất của dòng nước bên trong. Nhịp mạch yếu và trống rỗng thể hiện sự thiếu hụt Qi của tim. Nhịp mạch nhẹ và yếu cho thấy tình trạng thiếu máu của tim. Nhịp mạch thô và nhịp nhàng thể hiện sự suy giảm máu trong tim.

-Phụ trách các hoạt động thần kinh

Yếu tố Hoả chỉ huy các tế bào thần kinh, các khớp thần kinh, và các nơi tiếp nhận. TCM khẳng định rằng các hoạt động thần kinh như suy nghĩ phụ thuộc vào chức năng của tim. Khi các chức năng của tim bình thường, một người sẽ có một ý thức lành mạnh và hoạt động tinh thần khoẻ mạnh. Khi bất thường, như mất trí, có thể bị gây ra bởi sự thiếu máu. Điều trị cho các vấn đề về thần kinh như thế này được xác định thông qua phân tích tình trạng của Tim.

-Đổ mồ hôi như chất dịch của Tim.

Dịch cơ thể là thành phần cơ bản của máu và mồ hôi. TCM nói rằng sự ra mồ hôi có nghĩa là tim đang sử dụng rất nhiều máu và Qi, có thể dẫn đến sự hồi hộp và tim đập nhanh. Quá nhiều mồ hôi làm cạn kiệt Âm và tổn thương Dương của tim. Những người thiếu Âm trong tim thường đổ mồ hôi ban đêm. Đồng thời, ra mồ hôi không phải lúc nào cũng có vấn đề về tim. Trong TCM không có tình trạng nào có thể được chẩn đoán chỉ từ một triệu chứng.

-Mối quan hệ với lưỡi và mặt

TCM tin rằng tình trạng của Tim được thể hiện trên lưỡi và làn da trên mặt. Với rất nhiều mạch máu, khuôn mặt dễ dàng cho thấy tình trạng của tim. Một khuôn mặt hồng hào, lưỡi hồng hào, và đôi mắt sáng cho thấy tim đang hoạt động tốt và tinh thần của người đó rất mạnh mẽ. Một khuôn mặt trắng và lưỡi tái nhợt cho thấy tim không hoạt đông tốt. Sự trì trệ của năng lượng Tim có thể được thể hiện trên khuôn mặt xanh xao và lưỡi tím đậm.

Ở cấp độ tâm lý, Tim cũng chịu trách nhiệm cho các tương tác thích hợp của một người tại một thời gian và địa điểm. Nó thể hiện cách cư xử và phép tắc. Trên mức độ cảm xúc, năng lượng Tim khi cân bằng được thể hiện như những đức tính tích cực của tình yêu và sự từ bi; khi mất cân bằng, nó được thể hiện bằng sự quá khích và hoạt động điên cuồng.

YẾU TỐ HOẢ MẤT CÂN BẰNG
>>**Dấu hiệu thể chất:**

- Đôi mắt lờ đờ
- Tim đập mạnh
- Vấn đề thần kinh (vui buồn thất thường)
- Hạ huyết áp hay cao huyết áp
- Chóng mặt

>>**Dấu hiệu cảm xúc:**

- Lo lắng với các hoàn cảnh và với con người
- Hay quên
- Nhút nhát
- Cảm giác dễ bị tổn thương

- Tăng động
- Kích động cuồng loạn

ĐƯỜNG DẪN CỦA KINH LẠC TIM

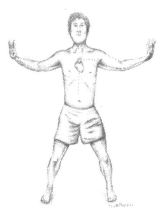

Kinh lạc Tim có ba nhánh, mỗi nhánh bắt đầu ở tim. Hai trong các nhánh là nội bộ; một chảy qua cơ hoành để kết nối với ruột non, trong khi nhánh thứ hai chảy lên dọc theo phía sau cổ họng tới mắt. Nhánh thứ ba, nhánh chạy bên ngoài ngang ngực từ tim đến phổi, sau đó đi xuống và quay lên ở nách. Như vậy, trên bề mặt cơ thể, nó bắt đầu ở nếp gấp phía trước nách, chạy xuống bên trong cánh tay, ngang qua cổ tay và lòng bàn tay, và kết thúc ở phía bên trong của đầu ngón tay út, nơi kết nối với Kinh lạc Ruột non.

HUYỆT CÓ ÍCH CHO KINH LẠC TIM

HT 9

HT9: điểm nay nằm ở đầu ngón tay út, ở góc phía trong của móng tay. Giữ hoặc mát xa cho điểm này sẽ điều hoà nhịp tim. Vì vậy, bất cứ lúc nào bạn cảm thấy nhịp tim tăng - vì lý do thể chất, như là tập thể dục nặng, hay vì lý do cảm xúc, như chứng sợ sân khấu - giữ ngón tay út và hít thở sâu. Bạn cũng có thể nói âm thanh của Tim, "HAAA", để có thêm sự trợ giúp trong việc điều hoà nhịp tim.

BÀI TẬP LÀM SẠCH TIM

Bài tập này cụ thể sẽ làm sạch và làm hài hoà năng lượng của Tim. Nó có ích trong việc xác định những hiện tượng thể chất hay cảm xúc được nêu ở trên. Bạn có thể sử dụng nó cho các tình trạng mãn tính hay khẩn cấp, hoặc bạn có thể sử dụng nó đơn giản chỉ để giữ cho năng lượng Tim chảy nhịp nhàng.

CÁCH THỰC HIỆN:

1. Bắt đầu với Ba qui tắc: hơi thở ổn định, tâm trí thoải mái, tư thế Wu Ji (chân rộng bằng vai, vai thư giãn và mở rộng, xương cụt thu vào, đỉnh đầu nâng lên). Lưỡi nên đặt nhẹ nhàng ở phía sau răng ở vòm trên của miệng.

2. Hít thở Hạ thiên 3 lần.

3. Đặt hai tay một cách thoải mải ở phía trước cơ thể, như bạn đang nâng niu một đứa bé, ở khoảng phần bụng dưới. Bàn tay phải nên ở trên, các ngón tay bàn tay phải chạm lòng bàn tay trái, tay trái ngửa lên trên.

4. Quay phần thân trên sang trái. Khi bạn quay, cánh tay trái nâng lên, cánh tay xoay tới điểm mà lòng bàn tay hướng ra ngoài *(lúc này bàn tay nên nằm ngang, cùi chỏ hướng ra ngoài, hơi cong)**, đồng thời, cánh tay phải đẩy về bên trái, nằm phía dưới cánh tay trái, lòng bàn tay hướng ra ngoài *(bàn tay phải nhẹ nhàng nghiêng hướng vào cánh tay trái, cùi chỏ hơi hướng ra ngoài)**. (Đối với các bạn tập võ, đây như một loại "khoá tấn công và đánh trả")

5. Khi người bạn đã xoay đến mức có thể, để cánh tay quay trở lại, quay lại vị trí bắt đầu, nhưng lần này với bàn tay trái ở phía trên, lòng bàn tay trái hướng xuống lòng bàn tay phải hướng lên trên.

6. Bây giờ làm giống bước 3 ở bên phải của cơ thể. Thế thôi, quay người sang bên phải. Khi bạn quay, nâng cánh tay phải lên, quay lòng bàn tay ra ngoài và cánh tay trái đẩy sang bên phải phía dưới cánh tay phải, lòng bàn tay hướng ra ngoài.

7. Quay lại vị trí bắt đầu, và lặp lại, trái và phải, giữ tốc độ đều, 3-36 lần.

8. Kết thúc bằng hít thở Hạ thiên 3 lần.

GHI CHÚ

1. Để tăng cường sự hiệu quả của bài tập này, bạn có thể nói âm thanh của Tim, "HAAA" trong lúc thở ra.

2. Hít thở là khía cạnh chính ở đây, hãy chắc chắn rằng hít vào khi bạn ở tư thế bắt đầu, thở ra khi bạn xoay người và đẩy tay.

NGHIÊN CỨU TRƯỜNG HỢP

Một người đàn ông trung niên đã có tiền sử bị đau tim tập thể dục tại một phòng tập. Bởi vì trong tiền sử bệnh của ông, ông bắt buộc phải đeo máy trợ tim. Trong một lần tập, nhịp tim của ông tăng lên 180 nhịp một phút. Huấn luyện viên của ông ấy đã cầm ngón tay út của ông và nắm chặt. Trong vòng một phút, nhịp tim của ông đã trở lại 80 nhịp một phút.

CHƯƠNG 8: YẾU TỐ THỔ

Cơ quan Âm: Lách -- Thời gian: 9-11 giờ sáng

Cơ quan Dương: Dạ dày -- Thời gian:7-9 giờ sáng

Lách trong y khoa Trung Hoa khác biệt với cơ quan giải phẫu được mô tả trong y khoa phương Tây. TCM nói rằng Lách nằm ở phần giữa của cơ thể và là cơ quan chính của hệ tiêu hoá. Khía cạnh Âm là cấu trúc vật chất của nó trong khi khía cạnh Dương là chức năng. Chức năng của Lách, là nền tảng đối với sức khoẻ của cơ thể, chuyển hoá thức ăn và chất lỏng vào máu. Lách cũng chịu trách nhiệm cho các cơ quan ở các vị trí đúng của chúng, như là máu trong mạch và tử cung và hậu môn ở đúng vị trí. Lách có mối quan hệ với các cơ bắp, chân tay, và môi.

-Vận chuyển, phân phối, và chuyển hoá các chất dinh dưỡng
      TCM chỉ ra rằng, sau khi đi qua dạ dày, thức ăn đi vào Lách nơi nó được tách ra thành các chất có ích và các chất thải. Các chất thải đi qua môn vị đến ruột non. Các chất không phải chất thải được cho là "đi" đến Phổi nơi nó được kết hợp với không khí và gửi đến Tim để sản xuất máu. Nếu Lách hoạt động không đúng, một người có thể bị biếng ăn, khó tiêu, đầy bụng và bị căng ở vùng thượng vị (phần giữa trên của bụng), phân lỏng, mệt mỏi, và/hoặc sút cân, hay các triệu chứng khác. Lách cũng hấp thụ và vận chuyển nước. Nếu Lách không thể hấp thụ nước đúng cách, cơ thể giữ nước, dẫn đến phù nề, cảm thấy ẩm ướt, và/hoặc tiêu chảy. Vì vậy Lách hấp thụ cả thức ăn và nước cùng một lúc, và cả hai chức năng đều kết nối với nhau. Một chức năng hoạt động bất thường sẽ dẫn đến sự bất thường ở chức năng còn lại.

- Giữ máu lưu thông trong các mạch

Lách giữ máu lưu thông bình thường trong các mạch. Nếu thiếu Qi, máu sẽ không chảy bình thường và sẽ ra khỏi mạch. Khi điều này xảy ra, nó có thể dẫn đến các triệu chứng như máu trong phân, chảy máu tử cung, hay chảy máu cam tự phát.

Một cách mở rộng, ở mức độ năng lượng, yếu tố Thổ chuyển hoá thức ăn thành các kết cấu và hoạt động của đời sống con người, và nó chịu trách nhiệm cho sự thay đổi sáng tạo trong cuộc sống. Lách hoạt động cụ thể như lực lượng hài hoà giữa các cơ quan. Yếu tố Thổ có liên quan đến trung tâm của suy nghĩ và hành động. Năng lượng Lách cân bằng được thể hiện với sự tích cực của cảm giác thanh thản, bình tĩnh, và cảm giác ở hiện tại. Mất cân bằng, nó được thể hiện bởi sự lo lắng, suy nghĩ trí óc quá độ hay đơn giản là suy nghĩ quá nhiều. Suy ra, sự lo lắng và căng thẳng tinh thần có thể gây ra các vấn đề ở Lách và từ đó, là toàn bộ hệ thống tiêu hoá. Các loại thực phẩm ngọt tự nhiên và ngọt dịu sẽ nuôi dưỡng Lách.

YẾU TỐ THỔ MẤT CÂN BẰNG
>>Dấu hiệu thể chất:

Phân lỏng

Thiếu máu

Rối loạn trầm cảm nặng

Dị ứng

Thiếu cân hoặc thừa cân

Bệnh tiểu đường

Sa cơ quan (ví dụ, tử cung)

Thèm ăn ngọt hoặc tinh bột

>>Dấu hiệu cảm xúc:

Lãnh đạm

Tiêu cực

Suy nghĩ quá độ

Lo lắng kéo dài

ĐƯỜNG DẪN CỦA KINH LẠC LÁCH

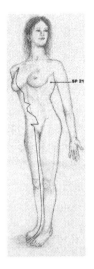

Kinh lạc Lách bắt nguồn ở góc bên ngoài của ngón chân cái. Nó chạy dọc theo phía bên trong chân, chạy ra phía trước của góc trong xương cổ chân. Từ đây, nó đi thẳng lên phần chân dưới phía sau xương cẳng chân, đi lên cạnh trong của đầu gối và đùi vào trong khoang bụng. Nó chạy bên trong lách, và kết nối với dạ dày. Nhánh chính tiếp tục trên bề mặt của bụng, chạy lên trên ngực, nơi mà nó đi vào trong lần nữa để theo cổ họng lên gốc của lưỡi, từ đó nó phân tán Qi và máu. Một nhánh nội bộ rời khỏi dạ dày, đi lên thông qua cơ hoành, và đi vào tim, nơi nó liên kết với kinh lạc Tim.

HUYỆT CÓ ÍCH CHO KINH LẠC LÁCH

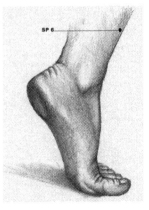

SP6: Điểm này nằm bên trong cổ chân, chiều rộng ba ngón tay phía trên xương cổ chân. Mát-xa điểm này cho các vấn đề về tiêu hoá, cụ thể là đờm thừa hay các chất nhầy trong ngực và cũng để giảm đau các chứng viêm khớp, đại diện cho sự tích luỹ các chất nhầy ở các khớp. Ba kinh lạc của cơ quan Âm hội tụ tại điểm này nên nó có giá trị trong việc khôi phục sự cân bằng của tất cả các chức năng Âm. Điểm này có thể được sử dụng để làm nên hay tăng cường máu.

SP21: Điểm này nằm dưới nách, khoảng gần trung tâm. Mát-xa điểm này đặc biệt để giải toả các khía cạnh tình cảm của sự mất cân bằng Lách, như là lo lắng hay tiêu cực. Điểm này kết nối trực tiếp với Lách, vì vậy điểm này rất có hiệu quả.

BÀI TẬP LÀM SẠCH LÁCH

Bài tập này làm sạch và hài hoà năng lượng của Lách. Ở cấp độ vật lý, nó giúp hồi phục tốt chức năng tiêu hoá. Ở cấp độ cảm xúc, nó làm thanh thản đầu óc. Thực tập bài tập này có thể giúp làm giảm sự lo lắng và băn khoăn, đồng thời tái thiết lập sự ổn định của một cá nhân. Bài tập này được khuyến khích cho những người có nhiều thời gian cảm thấy lo lắng hay áp lực hay đơn giản là suy nghĩ quá độ.

CÁCH THỰC HIỆN:

1. Bắt đầu với Ba qui tắc: hơi thở ổn định, tâm trí thoải mái, tư thế Wu Ji (chân rộng bằng vai, vai thư giãn và mở rộng, xương cụt thu vào, đỉnh đầu nâng lên). Lưỡi nên đặt nhẹ nhàng ở phía sau răng ở vòm trên của miệng.

2. Hít thở Hạ thiên 3 lần.

3. Đặt hai tay phía trước cơ thể, cao hơn đầu, ngón tay cái và ngón tay trỏ đặt với nhau *(ngón cái tay trái chạm ngón cái tay phải, tương tự với ngón trỏ)**, tạo thành hình dạng của kim cương.

4. Nhìn lên xuyên qua hình kim cương đó.

5. Tiếp tục nhìn qua hình kim cương, xoay phần người trên qua bên trái...trở lại ngay giữa...sau đó xoay sang bên phải. Lặp lại chậm rãi, khoan thai, tốc độ ổn định. Bàn tay của bạn nên xoay xung quanh trung tâm của kim cương, và đầu gối của bạn nên giữ ở vị trí cố định hướng về phía trước. Điểm chính là nén và giải toả phần bụng của bạn, nơi có dạ dày và lách.

6. Lặp lại 3,9 hoặc 36 lần.

7. Kết thúc bằng hít thở Hạ Thiên 3 lần.

GHI CHÚ

1. Để tăng sự hiệu quả của bài tập này, bạn có thể nói âm thanh của Lách trong lúc nhìn xuyên qua hình kim cương. Âm thanh của Lách là "HUUU".

2. Nhớ hít thở sâu vào Đan Điền.

3. Cách đơn giản nhất để giữ kim cương ổn định là tìm thứ gì đó trên trần nhà, hay phía trên bạn, mà nó rơi trúng vào phần giữa của hình kim cương. Sau đó, khi bạn xoay người, hãy chắc chắn rằng điểm đó được giữ ở ngay giữa hình kim cương.

4. Sai lầm thường mắc phải khi thực hiện bài tập này là không giữ vai thư giãn. Cảm nhận sức nặng của xương bả vai, và để nó hạ xuống.

NGHIÊN CỨU TRƯỜNG HỢP

Một cặp phụ huynh dẫn đến đứa bé trai 5 tuổi bởi vì bé đã bị chứng chảy máu cam mãn tính. Các bác sĩ khuyên nên đốt các mạch máu. Sau khi nói chuyện với cháu bé, tôi nhận ra bé lo lắng về việc phải đi học mẫu giáo. Sự căng thẳng làm cạn kiệt năng lượng ở Lách; đường ngọt, không nghi ngờ gì, cũng là một lý do - thêm một áp lực cho Lách. Tôi đã đề nghị thay đổi chế độ ăn uống, loại bỏ các thực phẩm có đường và các thực phẩm chế biến sẵn. Tôi dạy cháu bé bài tập làm sạch Lách và nói rằng, bất cứ khi nào bé cảm thấy lo lắng, bé nên nói âm thanh của Lách. Việc điều trị có hiệu quả, và vấn đề của bé được giải quyết.

CHƯƠNG 9: YẾU TỐ KIM

Cơ quan Âm: Phổi -- Thời gian: 3-5 giờ sáng

Cơ quan Dương: Ruột già --Thời gian: 5-7 giờ sáng

Yếu tố Kim không chỉ liên quan đến hệ hô hấp, mà còn liên quan đến hệ thống miễn dịch (bao gồm cả hệ bạch huyết), ruột già (đại tràng), và da. Yếu tố Kim được cho là điều khiển Wei Qi, còn gọi là Qi Phòng thủ. Đây là một dạng đặc biệt của Qi có ảnh hưởng che chở và do đó thường được coi là tương tự như hệ miễn dịch của chúng ta.

Trong giải phẫu học, phổi được tạo thành từ hai thuỳ nằm trong lồng ngực. Chúng kết nối với thanh quản, phế quản, và khí quản, giúp cơ thể cởi mở với thế giới bên ngoài thông qua mũi. Trong y học Trung Quốc, Phổi được chia thành Âm của Phổi (cấu trúc vật chất) và Qi của Phổi (các chức năng của phổi); thuật ngữ "Dương của phổi" hiếm khi được sử dụng. Cơ quan Dương cặp đôi với Phổi là Ruột già. Chức năng của cả hai được thể hiện ở chất lượng của làn da và sức mạnh của giọng nói.

Phổi đặc biệt liên quan đến qui định về sự tương tác giữa cơ thể và không khí trong môi trường bằng ba cách: thông qua hít vào và thở ra; bằng cách mở và đóng các lỗ chân lông trên da; và bằng cách sản xuất và duy trì Qi Phòng thủ. Bởi vì Qi tinh khiết của không khí hít vào tham gia vào sự sản xuất máu, nên Phổi có tham gia vào quá trình dinh dưỡng. Vì khi hít vào sẽ gửi nước đến Thận, nên chức năng của Phổi cũng ảnh hưởng đến sự cân bằng chất lỏng trong cơ thể.

-Làm sạch không khí hít vào

Điều quan trọng nhất, và có lẽ là rõ ràng nhất, là chức năng của Phổi trích xuất Qi sạch từ không khí được hít vào. Không khí tinh khiết này được kết hợp với tinh chất thực phẩm từ Lách, và gửi đến Tim nơi nó trở thành máu.

-Sản xuất Qi Phòng thủ

Phổi sản xuất Wei Qi quan trọng, hay Qi Phòng thủ, là sự bảo vệ đầu tiên của cơ thể chống lại các tác nhân gây bệnh từ môi trường. Wei Qi liên quan chặt chẽ đến sức khoẻ của làn da và quá trình chuyển hoá nước (xem bên dưới), đặc biệt là sự đóng và mở các lỗ chân lông. Khi Qi Phòng thủ bị yếu, cơ thể dễ dàng đầu hàng trước sự tấn công của các mầm bệnh từ bên ngoài, như là các ký sinh trùng và các loại bệnh truyền nhiễm.

-Kích hoạt dòng chảy của Qi từ trên xuống

Bởi vì Phổi là cơ quan cao trong cơ thể, Qi của nó phải đi xuống. Khi nó không đi xuống, những triệu chứng như ho, hen, và nghẹt ở ngực có thể xảy ra. Nó cũng có thể gây ra khó thở, mệt mỏi và buồn ngủ.

-Duy trì sự trao đổi chất lỏng

Khi Phổi hoạt động đúng, hít vào sẽ gửi nước xuống Thận và Tiết Niệu Bàng Quang. Thất bại trong việc cung cấp nước đến các cơ quan này có thể dẫn đến khó tiểu (mất khả năng đi tiểu), phù (sưng), và/hoặc đờm dãi không thông.

Phổi cũng có trách nhiệm cung cấp cho da và tóc của cơ thể chất lỏng chúng cần để giữ ẩm và độ tươi sáng. Bằng cách lan toả Qi giữa các cơ và da, Phổi điều chỉnh sự đóng và mở các lỗ chân lông của da và giữ cho các cơ bắp ấm áp. Là một phần của hệ miễn dịch, làn da khoẻ mạnh bảo vệ cơ thể khỏi các yếu tố gây bệnh bên ngoài. Làn da không khoẻ mạnh có liên quan đến các triệu chứng như ra mồ hôi và dễ bị các chứng cảm lạnh thông thường.

YẾU TỐ KIM MẤT CÂN BẰNG
>>**Dấu hiệu thể chất:**

Vai cuộn về phía trước

Có đờm

Ho mãn tính

Da khô

Phân khô và cứng hay có khi lỏng

Ghét lạnh hay nóng

Dễ bị cảm lạnh hoặc cúm

>>Dấu hiệu cảm xúc:

Thiếu ý chí

Không thích nói chuyện

Thiếu quyết đoán

Cảm thấy buồn bã, thất vọng

Quá nhạy cảm

Cảm giác dễ bị tổn thương

Khó đạt được một mục tiêu gì đó

ĐƯỜNG DẪN CỦA KINH LẠC PHỔI

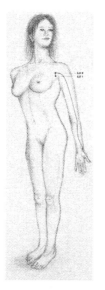

Kinh lạc này bắt đầu tại khu vực của dạ dày, di chuyển xuống để kết nối với ruột già, sau đó đi lên lại thông qua cơ hoành đến phổi. Nó tiếp tục cho đến phần giữa mỗi bên của xương đòn, sau đó ra mỗi cánh tay, đi qua phía trước của cơ bắp tay, khu vực trung tâm của các nếp gấp ở khuỷu tay, cổ tay, tới phần mềm của ngón tay cái. Kinh lạc kết thúc ở phía bên ngoài của phần dưới cùng của móng ngón tay cái.

HUYỆT CÓ ÍCH CHO KINH LẠC PHỔI

LU1&2: Hai điểm này rất gần nhau, ở phía đầu của nếp gấp ở nách khi bạn cong cánh tay. Khi bạn có đờm, hay bị ho có đờm, xoa bóp mạnh những điểm này để làm ấm chúng.

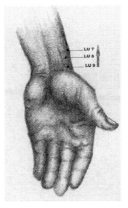

LU 7, 8 & 9: Những điểm này nằm ở các nếp gấp của cổ tay ở động mạch. Xoa bóp hoặc mát-xa những điểm này có thể giúp giảm sốt và/ hoặc giảm ho, đặc biệt ở trẻ em. Để kích thích sâu hơn kinh lạc Phổi, bắt đầu ở nếp gấp cổ tay, chà xát mạnh bên trong toàn bộ cánh tay từ cổ tay đến cùi chỏ.

BÀI TẬP LÀM SẠCH PHỔI

Bài tập này đặc biệt làm sạch và làm hài hoà các năng lượng của Phổi. Nó có ích trong việc giảm bất kỳ các dấu hiệu vật lý hay cảm xúc nào được nêu ở trên, hay nó có thể được sử dụng như là một bài thực hành y tế nói chung. Nó đặc biệt hữu ích trong mùa thu để tăng cường phổi. Nó cũng có thể giúp giải phóng sự buồn bã quá độ.

CÁCH THỰC HIỆN:

1. Bắt đầu với Ba qui tắc: hơi thở ổn định, tâm trí thoải mái, tư thế Wu Ji (chân rộng bằng vai, vai thư giãn và mở rộng, xương cụt thu vào, đỉnh đầu nâng lên). Lưỡi nên đặt nhẹ nhàng ở phía sau răng ở vòm trên của miệng.
2. Hít thở Hạ thiên 3 lần.

3. Với mắt nhìn về phía trước, để cánh tay thoải mái phía trước cơ thể bằng chiều cao của vai, lòng bàn tay hướng xuống.

4. Trong lúc hít vào, dang hai cánh tay sang hai bên, lòng bàn tay hướng xuống, như đang mở màn cửa. Động tác này sẽ mở rộng lồng ngực.

5. Quay lòng bàn tay lên và, trong khi thở ra, mang cánh tay trở lại phía trước, đến trung tâm của cơ thể, gần với ngực.

6. Lặp lại, với nhịp điệu liên tục.

7. Kết thúc với hít thở Hạ thiên 3 lần.

GHI CHÚ

1. Bài tập này được khuyến khích nên thực hiện 3-6 lần để duy trì sức khoẻ; 9-36 lần khi có những vấn đề sức khoẻ cụ thể.

2. Bạn có thể tăng cường hiệu quả bài tập này bằng cách nói âm thanh của Phổi "SSS" khi thở ra.

NGHIÊN CỨU TRƯỜNG HỢP

Một em bé hai tuổi đã có tiền sử vài lần động kinh, làm bố mẹ hết sức kinh sợ. Bác sĩ Tây y của họ phán đoán rằng sau khi một đứa trẻ bị một lần động kinh bé sẽ bị nhiều hơn ở tuổi 5 hay 6, và bác sĩ không đề nghị biện pháp phòng ngừa. Bố mẹ em bé từ chối chấp nhận sự phán đoán của bác sĩ, họ tin rằng có thể làm được điều gì đó. Họ đưa em bé đến một người châm cứu, người đó đã kê đơn thuốc thảo dược để cải thiện tiêu hoá của đứa bé. Người đó cũng dạy bố mẹ em bé mở rộng hai cánh tay của bé như bài tập Phổi và đề nghị họ chà xát cổ tay bé và cánh tay dọc theo Kinh lạc Phổi. Bố mẹ em bé báo lại rằng em đã không có thêm một cơn động kinh nào nữa.

CHƯƠNG 10: YẾU TỐ THUỶ

Cơ quan Âm: Thận -- Thời gian: 5-7 giờ tối

Cơ quan Dương: Tiết niệu bàng quang -- Thời gian: 3-5 giờ tối

Yếu tố Thuỷ liên quan đến Thận và Tiết Niệu Bàng Quang. Nó kiểm soát hệ thống xương, hệ thống sinh sản bao gồm tinh hoàn và buồng trứng, và hệ thống nội tiết bao gồm các tuyến thượng thận, tuyến tuỵ, vùng dưới đồi, tuyến giáp, tuyến yên, tuyến tùng, và tuyến ức. Như vậy, Thận kiểm soát toàn bộ hệ thống, sức khoẻ và tuổi thọ. Sức khoẻ của Thận được cho là nền tảng của sự cân bằng tổng thể tất cả các cơ quan nội tạng. Khía cạnh Âm của thận chứa Tinh chất của Cuộc sống (Jing) và nước; khía cạnh Dương phục vụ như một "cánh cửa cuộc sống của lửa", như vậy, là một động lực cho sự biến đổi trong cơ thể. Bởi vì những chức năng cơ bản này, Thận có thể bị ảnh hưởng bởi bất kỳ căn bệnh mãn tính nào.

Thận kiểm soát xương và tạo tuỷ, răng cũng được cho là một thặng dư của xương. Thận mở ra ở tai và tóc ở trên đầu. Các văn bản cổ cho rằng nếu tai và Thận hài hoà, tai có thể nghe được 5 tông âm thanh. Độ ẩm và sức sống của tóc trên đầu có liên quan đến bản chất Thận. (Tóc cũng phụ thuộc vào máu cho sự nuôi dưỡng đó là lý do tại sao tóc trên đầu được coi như thặng dư của máu).

Chức năng của Thận

Các chức năng chính của Thận là lưu trữ Tinh chất Cuộc sống, điều khiển sự trao đổi nước, và kiểm soát đồng thời thúc đẩy sự hít vào.

-Lưu trữ Tinh chất Cuộc sống

Có hai thành phần của Tinh chất Cuộc sống. Đầu tiên được biết đến như Tinh chất trước khi sinh, hay Tiền sinh Qi. Nó có lúc thụ thai. Nó có thể phần nào được củng cố bằng thực phẩm và dinh dưỡng, và, có thể được chuyển hoá thành Qi của Thận. Qi của Thận góp phần vào sự tăng trưởng, phát triển, và thay thế của cơ thể, ví dụ, sự phát triển của răng. Cơ thể phát triển cũng như Qi tăng lên. Khi cơ thể đạt đến tuổi dậy thì, Qi của Thận đạt đến đỉnh cao của nó. Sau đó nó bắt đầu sản xuất tinh trùng ở nam giới và trứng, kinh nguyệt ở nữ giới. Khi cơ thể lão hoá, Qi của Thận yếu dần, cũng làm giảm khả năng sinh sản.

Thành phần thứ hai hay loại Tinh chất cuộc sống được biết đến như sự đạt được, hay Hậu sinh Qi. Nó đến từ thực phẩm. Lách và Dạ dày chuyển hoá thực phẩm thành Hậu sinh Qi, sau đó được vận chuyển đến lục phủ ngũ tạng. Khi không có đủ Hậu sinh Qi cho cơ thể hoạt động, Thận sẽ cung cấp từ hồ chứa của nó; ngược lại, khi có dư, Thận sẽ lưu trữ nó. Vì vậy, khi bất cứ cơ quan nào hoạt động không đúng, Thận cần phải được nuôi dưỡng bởi vì nó được phụ thuộc để cung cấp cho bất kỳ thiếu sót nào.

Tinh chất cuộc sống của Thận có thể hỗ trợ trong việc tạo ra tuỷ xương, chất nuôi dưỡng xương.Khi Thận hoạt động tốt, xương và răng khoẻ mạnh. Ngược lại, khi Thận yếu, cả xương và răng cũng yếu. Tinh chất cuộc sống cũng chuyển thành máu, để nuôi dưỡng tóc. Khi Thận hoạt động tốt, tóc khoẻ và bóng. Héo hắt, hói, và tóc bạc có thể là dấu hiệu của Thận yếu. Cuối cùng, Thận cũng ảnh hưởng đến chức năng của não; khi Qi của Thận khoẻ mạnh, suy nghĩ và trí nhớ cũng sẽ mạnh mẽ và sáng suốt.

-Điều hoà chuyển hoá nước

Thận duy trì sự cân bằng của chất lỏng trong cơ thể. Chất lỏng trong cơ thể chịu trách nhiệm vận chuyển các chất dinh dưỡng đến các cơ quan và các mô, và di chuyển các chất thải ra khỏi các mô. Thận đóng vai trò quan trọng trong cả hai chức năng. Thận hoặc xả nước hoặc giữ lượng nước cần thiết. Khi Thận hoạt động tốt, việc đi tiểu bình thường. Khi nó hoạt động không đúng, Thận có thể thải ra quá nhiều, gây ra các bệnh như đi tiểu dư thừa và tiểu thường xuyên. Khi Thận không thải ra đủ, nó có thể dẫn đến chứng đi tiểu ít và chứng sưng phù (nước dư thừa trong các mô cơ thể).

-Kiểm soát và thúc đẩy hô hấp

Theo y học Trung Hoa, Thận, cùng với Phổi, hỗ trợ trong việc hít không khí. Khi Thận không hoạt động tốt, thở ra sẽ diễn ra nhiều hơn hít vào, dẫn đến khó thở và thở hổn hển nghiêm trọng.

Rối loạn chức năng Thận

Trong lý thuyết y học Trung Hoa, Tinh chất của Thận như là năng lượng pin chạy trong cuộc sống của bạn. Bạn không bao giờ có thể có quá nhiều, nhưng bạn có thể sử dụng hết nó. Vì vậy, tất cả các loại bệnh Thận liên quan đến sự thiếu hụt một số loại. Tiềm năng thiếu hụt - những cách mà Tinh chất Thận có thể bị kiệt quệ - thuộc 6 loại: di truyền, cảm xúc, tình dục, bệnh mãn tính, lão hoá và làm việc quá sức.

-Di truyền yếu

Tiền sinh Qi hay Tinh chất Cuộc sống được hình thành ở việc thụ thai; chất lượng của nó được xác định bởi chất lượng của Tinh chất từ bố mẹ, Thiên Qi và môi trường. Nếu Tinh chất của bố mẹ yếu, có nghĩa là họ có thể chất yếu, thì đứa trẻ cũng sẽ bị yếu và có thể có những triệu chứng như xương phát triển kém, răng phát triển kém, đái dầm (không có khả năng giữ nước tiểu), tóc mỏng hay yếu, và trường hợp nghiêm trọng có một số chậm phát triển trí tuệ. Năng lượng của một người suy giảm tự nhiên theo tuổi tác, thụ thai muộn có thể làm yếu thể trạng của một đứa trẻ. Khi Tiền sinh Qi yếu, một người phải đặc biệt chú ý đến các yếu tố khác để không bị căng thẳng, hoặc kiệt quệ, ở cơ quan quan trọng không thể thay thế này.

-Cảm xúc

Sợ hãi, kinh sợ, sốc và lo lắng làm cho Qi bị giảm, đặc biệt ở trẻ em. Nó có thể xảy ra với bất kỳ ai; điều gì đó xảy ra với bạn hay điều gì đó bạn chứng kiến có thể gây sốc, và làm kiệt quệ Qi của Thận. Ở người lớn sự giảm sút như vậy có thể là nguồn gốc của sự mất ngủ và lo lắng trong tâm trí.

-Hoạt động tình dục

Sự cực khoái tình dục quá độ làm suy yếu Thận bởi vì sự cực khoái trực tiếp liên quan đến Tinh chất Thận. Điều này bao gồm cả hoạt động thủ dâm. Vì Tim và Thận liên quan chặt chẽ, trong khi đạt cực khoái một người có thể thường xuyên bị tăng nhịp tim. Ngược lại, Tim bị thiếu hụt bởi sự buồn bã và lo lắng có thể làm cho Thận bị yếu và gây ra chứng bất lực hay thiếu ham muốn tình dục, cũng như lạnh ở chân tay và đái dầm (tiểu không tự nguyện).

-Bệnh mãn tính

Bất kỳ tình trạng lâu dài, mãn tính nào cũng sẽ gây ra sự thiếu hụt Dương của Thận và/hoặc Âm của Thận.

-Lão hoá

Tinh chất Thận suy giảm tự nhiên theo tuổi. Trên thực tế, trong y học Trung Hoa quá trình lão hoá được định nghĩa như là biểu hiện của sự suy giảm Tinh chất Thận. Do đó, khi một người lão hoá, họ sẽ trải qua sự suy giảm tất cả các chức năng điều khiển bởi Tinh chất Thận, cụ thể là, suy giảm trong thính giác, mật độ xương, chức năng tình dục, trí nhớ, và tóc.

-Làm việc quá sức

Điều này có nghĩa là tâm trí và thể chất làm việc trong thời gian dài hay như bạn đốt cây nến ở cả hai đầu của nó. Trong xã hội hiện đại, điều này là nguyên nhân phổ biến gây ra sự suy giảm tính Âm của Thận. Thời gian làm việc dài, đặc biệt là công việc về trí óc, trong môi trường làm việc kém, căng thẳng tinh thần, thiếu sự thư giãn, thiếu vận động, ăn uống không đúng hoặc không thường xuyên, v..v.. ảnh hưởng trực tiếp lên năng lượng Dương. Khi năng lượng Dương bình thường được sử dụng cho các chức năng này bị kiệt quệ, cơ thể bắt đầu sử dụng Tinh chất Âm. Tinh chất Âm nói chung khó phục hồi hơn, và sự giảm sút của nó dẫn đến các vấn đề khó điều trị hơn. Trong tất cả các trường hợp, loại bỏ sự cạn kiệt Tinh chất Dương là bước đầu tiên để phục hồi.

YẾU TỐ THUỶ MẤT CÂN BẰNG
>>Dấu hiệu thể chất:

Viêm khớp
Trí nhớ kém
Ù tai
Thoái hoá xương
Tóc rụng sớm hay bạc
Xuất tinh sớm
Thiếu ham muốn tình dục
Vô sinh
Khó thở
Mất thính lực
Tiểu quá ít hoặc quá nhiều

>>Dấu hiệu cảm xúc:

Thiếu động lực; thấy nhạt nhẽo
Trở nên sợ hãi hay e ngại
Không có khả năng đương đầu với các vấn đề
Trì trệ

ĐƯỜNG DẪN KINH LẠC THẬN

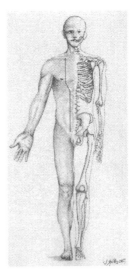

Kinh lạc Thận bắt đầu bên dưới ngón chân út, di chuyển tới trung tâm của bàn chân, sau đó chạy qua gót, lên dọc theo vòm bàn chân. Nó vòng qua bên trong cổ chân, sau đó lên dọc theo bên trong cẳng chân, đằng sau Kinh lạc Gan và Lách, tới nếp gấp bên trong đầu gối. Nó tiếp tục ở bên trong đùi, và sau đó đi vào thân người ở gần phần đáy của cột sống. Một nhánh kết nối nội bộ với Thận và Bàng Quang. Ở đó nó ra tới bề mặt của phần bụng trên xương mu, chạy lên trên bụng và ngực, và kết thúc ở xương cổ. Một nhánh nội bộ khác lên kết nối với Gan, Phổi, Tim, và kết thúc ở phần đáy lưỡi.

HUYỆT CÓ ÍCH

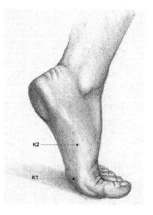

K1: Điểm này được biết đến như là điểm Dũng Tuyền. Nó nằm ở trung tâm của phần xương khớp ngón chân. Vỗ nó với bàn tay chụm lại cho chứng mất ngủ do tâm trí hoạt động quá độ. Nó cũng tốt để chà xát giảm sốc, khi xảy ra tai nạn. Hoặc, để giảm cơn cảm lạnh, xoa dầu vào điểm này rồi đi ngủ.

K2: Điểm này nằm ở phía bên trong, hay góc trong mu bàn chân, nơi bắt đầu phình ra của ngón chân cái. Mát xa điểm này để tăng cường cho cơ thể hoặc để làm giảm đau chân. Nó cũng có thể được sử dụng cho các vấn đề về hệ thống sinh sản, như là vô sinh hoặc mộng tinh.

BÀI TẬP LÀM SẠCH THẬN

Bài tập này cụ thể làm sạch và hài hoà năng lượng của Thận. Sử dụng nó để giải toả bất kỳ triệu chứng thể chất và cảm xúc được nêu ở trên. Hoặc dùng nó như là một phần thói quen tăng cường sức khoẻ.

CÁCH THỰC HIỆN:

1. Bắt đầu với Ba qui tắc: hơi thở ổn định, tâm trí thoải mái, tư thế Wu Ji (chân rộng bằng vai, vai thư giãn và mở rộng, xương cụt thu vào, đỉnh đầu nâng lên). Lưỡi nên đặt nhẹ nhàng ở phía sau răng ở vòm trên của miệng.

2. Hít thở Hạ thiên 3 lần.

3. Cuộn đầu lưỡi lên vòm miệng trên.

4. Đặt mu bàn tay trái lên lưng dưới, ở khu vực của thận phải.

5. Đưa cánh tay phải lên phần trái của cơ thể, khoảng ngang tầm mắt, lòng bàn tay hướng ra ngoài.

6. Hít vào khi bạn quét cánh tay sang bên phải, nhìn chằm chằm vào phần sau của cánh tay phải

7. Thở ra khi hông bạn cong người về trước, và cánh tay phải múc phía trước cơ thể từ phải sang trái.

8. Tiếp tục chuyển động tròn như vậy. Đó là, hít vào khi bạn quét cánh tay, ở tầm mắt, tới bên phải, sau đó thở ra khi bạn múc cánh tay sang bên trái ở ngang tầm đầu gối.

9. Lặp lại vài lần, sau đó chuyển sang thực hiện giống như vậy bên trái. *(Bắt đầu với đặt mu bàn tay phải lên lưng dưới, ở khu vực thận trái, thực hiện động tác với cánh tay trái)**

10. Kết thúc với hít thở Hạ Thiên 3 lần.

GHI CHÚ

1. Nếu là một phần của thói quen tăng cường sức khoẻ, lặp lại 3 lần mỗi bên. Khi tập cho một vấn đề sức khoẻ cụ thể, lặp lại 9-36 lần mỗi bên.

2. Để tăng cường hiệu quả của bài tập này, bạn có thể nói âm thanh của Thận, "FUUU", khi thở ra. Chữ "U" đọc là /oo/.

3. Thận trái đại diện cho tính Âm của Thận trong khi Thận phải đại diện cho tính Dương của Thận, là động lực cho nhiệt độ và chuyển hoá trong cơ thể. Vì vậy, cả hai bên quan trọng như nhau.

NGHIÊN CỨU TRƯỜNG HỢP

Một khách hàng bị một chứng cúm kéo dài 8 tháng; chúng tôi gọi đây là "căn bệnh sốt" vì nó liên quan đến sốt dạng thấp trong cơ thể. Bác sĩ Tây y của cô ấy đã không thể giúp cô hồi phục. Cô gặp một bác sĩ Trung Quốc, người đã kê đơn thảo dược và bấm huyệt cho cô. Điều này đã chữa khỏi bệnh cúm, nhưng sau đó cô đã có một hiện tượng chóng mặt mãn tính (bệnh Meniere). Một lần nữa, các bác sĩ phương Tây đã không thể giúp đỡ. Khi cô ấy tìm đến tôi, tôi đánh giá vấn đề như một sự suy giảm Tinh chất Thận. Tôi cho cô ấy moxa (một cách điều trị làm nóng) và châm cứu vào các điểm Thận cụ thể. Bài tập về nhà cho cô ấy là thực hiện bài tập làm sạch Thận mỗi ngày, và đặc biệt là bất cứ khi nào cô ấy bị chóng mặt. Trong vòng một tuần, cô ấy đã thấy sự cải thiện; trong vòng 4-6 tuần tất cả các triệu chứng của cô đã biến mất.

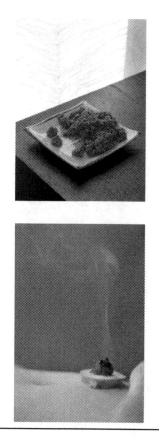

CHƯƠNG 11: YẾU TỐ MỘC

Cơ quan Âm: Gan -- Thời gian: 1-3 giờ sáng

Cơ quan Dương: Túi mật --Thời gian: 11 giờ tối-1 giờ sáng

Trong hệ thống Trung Quốc, yếu tố Mộc tương ứng với nguồn năng lượng Gan và Túi Mật trong cơ thể con người. Trong giải phẫu học, cơ quan gan nằm ở phần phía trên bên phải của bụng, đằng sau phần dưới của lồng ngực. Trong y học Trung Hoa, chức năng chính của Gan là lọc, lưu trữ và điều hoà máu và điều tiết Qi. Chất lượng của năng lượng Gan được phản ánh cụ thể trong chất lượng của gân, dây chằng, bắp thịt, móng tay và mắt.

Trong y học Trung Quốc, Gan thường được so sánh với cây cối, vì cả hai dường như "vươn ra một cách tự do". Chức năng của Gan là lan toả Qi khắp cơ thể. Nó thực hiện được điều này bằng ba cách: điều chỉnh tâm trạng, thúc đẩy tiêu hoá và hấp thu, và giữ Qi và máu lưu thông bình thường. Theo y khoa Trung Hoa, Tim và Gan điều hoà dòng chảy của năng lượng và máu, làm cho tâm trạng bình tĩnh, cảm giác hạnh phúc, và thư giãn. Nhưng khi Gan không hoạt động đúng, nó gây ra sự lo lắng, cáu gắt, tức giận và oán trách. Xã hội hiện đại đặt sự căng thẳng đặc biệt ở Gan, trong cả thực phẩm chúng ta ăn và sự căng thẳng hiện diện trong cuộc sống hằng ngày. Lái xe hung hăng là một ví dụ điển hình của sự mất cân bằng Gan, theo cách giải thích của bác sĩ Trung Quốc.

Chức năng điều tiết dòng chảy năng lượng trong cơ thể của Gan cũng đặc biệt hỗ trợ Lách trong việc phân phối các chất dinh dưỡng và nước trong cơ thể, và do đó, đóng góp vào sự tiêu hoá hiệu quả. Một Gan không khoẻ mạnh có thể ảnh hưởng đến Lách một cách tiêu cực, gây ra chán ăn, ợ hơi, nôn mửa, và tiêu chảy.

Chức năng điều tiết dòng chảy năng lượng của Gan trực tiếp ảnh hưởng đến dòng chảy của máu. Dòng chảy bất thường có thể gây ra triệu chứng trên khắp vùng bụng dưới, đặc biệt ở phụ nữ, ảnh hưởng đến kinh nguyệt.

YẾU TỐ MỘC MẤT CÂN BẰNG
>>Dấu hiệu thể chất:

Mờ mắt

Mắt hoặc khuôn mặt run

Giấc ngủ không ổn định, hay thức dậy khoảng 1-3 giờ sáng

Kinh nguyệt không đều, hay bị nghẽn hoặc ít

Đau phần dưới xương sườn

Nhạy cảm với hoá chất

Năng lượng cơ thể không đều trong ngày

Đau nửa đầu

Táo bón

Buồn nôn

>>Dấu hiệu cảm xúc:

Phiền muộn

Bùng phát cảm xúc giận dữ hay tức giận

Không có khả năng xử lý các tình huống căng thẳng

ĐƯỜNG DẪN CỦA KINH LẠC GAN

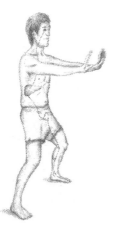

Kinh lạc Gan bắt đầu ở phần hồng của móng ngón chân cái. Sau đó nó đi qua phía trên của bàn chân, ở phía trước của mắt cá chân trong, dọc theo phía bên trong của xương ống chân, và lên đầu gối. Nó tiếp tục lên phía bên trong đùi đến phần háng nơi nó bao quanh cơ quan sinh dục trước khi đi vào vùng bụng dưới và lên đến gan và túi mật. Sau đó nó lan qua cơ hoành và xương sườn, lên cổ, họng, đến mắt, và kết thúc ở đỉnh đầu.

HUYỆT CÓ ÍCH CHO KINH LẠC GAN

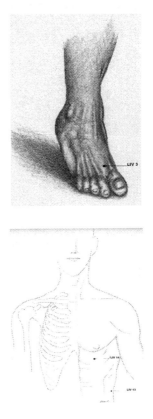

LIV3: Điểm này nằm phía trên của bàn chân, giữa các dây chằng giữa ngón chân cái và ngón kế bên. Nó có thể được sử dụng để giảm năng lượng dư thừa từ Gan; nếu nó đau khi chạm vào, mát xa nó sẽ giúp bất cứ triệu chứng nào từ dư thừa năng lượng. Sử dụng cho các cuộc

tấn công đột ngột của sự giận dữ, hay mát xa thường xuyên để hài hoà kinh nguyệt, ngủ không yên giấc, vấn đề về mắt,...

LIV13: Điểm này nằm trên đỉnh của xương sườn nổi, cả hai bên của cơ thể, phía dưới nách. Mát xa điểm này khi bạn đau xóc ở phía bên, cho sự trầm cảm, hay để giúp kiểm soát chức năng của túi mật và lách.

LIV14: Điểm này nằm phía dưới mỗi núm vú trong phần giữa các xương sườn. Nó kết nối trực tiếp với gan, và mát xa nó có thể giúp làm giảm cảm xúc mãnh liệt của sự tức giận hay oán ghét. (Đây là một điểm mềm khi chạm vào đối với hầu hết mọi người).

BÀI TẬP LÀM SẠCH GAN

Bài tập này đặc biệt làm sạch và hài hoà năng lượng của gan. Nó hữu ích cho việc làm giảm bất kỳ dấu hiệu thể chất hay cảm xúc nào được nêu ở trên. Ở mức độ cảm xúc, nó nhắm vào và làm giảm cảm xúc tiêu cực của sự tức giận và thất vọng, đồng thời khuyến khích sự từ bi và tử tế.

CÁCH THỰC HIỆN:

1. Bắt đầu với Ba qui tắc: hơi thở ổn định, tâm trí thoải mái, tư thế Wu Ji (chân rộng bằng vai, vai thư giãn và mở rộng, xương cụt thu vào, đỉnh đầu nâng lên). Lưỡi nên đặt nhẹ nhàng ở phía sau răng ở vòm trên của miệng.

2. Hít thở Hạ thiên 3 lần.

3. Đưa tay phải lên, lòng bàn tay ngửa, lên phía bên phải của cơ thể. Đặt tay ngang xương sườn.

4. Duỗi tay trái ra phía trước, cổ tay cong lên để lòng bàn tay hướng ra ngoài, như bạn đang cố đẩy cái gì đó ra xa cơ thể.

5. Kéo tay trái lại, bạn đẩy tay phải ra. Lòng bàn tay trái kéo vào phía bên trái cơ thể ở xương sườn, lòng bàn tay ngửa lên trong khi cánh tay phải duỗi ra, lòng bàn tay nằm dọc. Nói cách khác, tay trái quay lại nơi tay phải bắt đầu và tay phải đẩy ra như tay trái đã làm. Mở rộng mắt và duỗi gân của các ngón tay của bàn tay bạn.

6. Lặp lại bài tập. Nó sẽ có cảm giác lăn qua lòng bàn tay khi chúng đi qua nhau khi di chuyển.

7. Kết thúc bằng hít thở Hạ thiên 3 lần.

GHI CHÚ

1. Thực hiện hằng ngày, để giữ cho năng lượng Gan chảy đều, nhưng đặc biệt nếu bạn có vấn đề với sự tức giận, oán ghét hay chán nản.

2. Giữ vai thư giãn.

3. Để tăng sự hiệu quả của bài tập này, bạn có thể nói âm thanh của Gan, là "SHUUU".

NGHIÊN CỨU TRƯỜNG HỢP

Một phụ nữ là một người rất khoẻ mạnh, đã từng là huấn luyện viên thể dục, đã đến chỗ tôi với vấn đề về lưng. Đọc trên khuôn mặt cô ấy, tôi đã thấy dấu hiệu của sự tức giận không được giải quyết, mà tôi nghi ngờ rằng nó gây ra sự hối tiếc sâu sắc. Cô ấy phủ nhận điều này, nói rằng cô ấy đã xử lý xong vấn đề đó; cô tin rằng chế độ ăn uống tốt và tập thể dục là đủ để duy trì sức khoẻ tốt. Mặc dù vậy tôi vẫn đề nghị cô kiểm tra sức khoẻ tim mạch. Báo cáo cho thấy, cả hai động mạch cảnh bị chặn 76%.Hiện nay cô ấy đang làm tất cả các bài tập cơ quan Âm và cả âm thanh của chúng, đặc biệt chú trọng ở Gan và Tim. Cùng thời điểm, cô ấy cũng thực hiện tập luyện về mặt sức khoẻ tình cảm, dành thời gian để tăng cường nhận thức và giải quyết các vấn đề. Cô ấy nói rằng cô nhận ra rằng cảm xúc, cũng như chế độ ăn uống và tập thể dục, là thành phần quan trọng của sức khoẻ tổng thể.

CHƯƠNG 12: SỐNG Ở HIỆN TẠI

Bây giờ bạn đã thực hiện những bước đầu tiên trong việc thiết lập thói quen tập luyện Qigong. Bạn đã học được bài thiền Bạch Trân Châu, đặc biệt tốt để bổ sung cho pin cuộc sống của bạn, cơ quan Thận. Bạn đã học được Thiền Cân Bằng, một kỹ thuật tốt để giữ cho bản thân cân bằng tại trung tâm. Bạn đã học được cách Chạm Qua Kinh Lạc, để giữ cho năng lượng chảy xuyên suốt. Bạn có một số kinh nghiệm với Thiền Quỹ Đạo Vi Mô, dẫn bạn sâu hơn và sâu hơn đến sự nhận thức về sự lên xuống và dòng chảy của Qi trong cơ thể. Ngoài ta, bạn cũng đã học năm bài tập để hài hoà các cơ quan Âm chủ chốt, một bài cho mỗi Ngũ Hành. Quan trọng nhất, tôi hi vọng bạn học được cách hiện diện với cơ thể bạn. Thế giới tâm trí liên tục nhử chúng ta, với hi vọng, nỗi sợ, ân hận, suy nghĩ về quá khứ và tương lai, nhưng cuộc sống của chúng ta là ở đây, bây giờ. Cơ thể của bạn, Qi riêng của bạn, có thể là một trong những phần thú vị nhất của vũ trụ.

Tôi cũng hi vọng rằng thực hiện các bài tập này bạn sẽ trải nghiệm một số lợi ích. Có thể là không nhiều, và có thể không phải lúc nào cũng có, nhưng đủ cho bạn thấy giá trị của chúng, và đủ để làm cho bạn muốn tiếp tục. Như bất kỳ hoạt động nào khác của con người, nhận được lợi ích đòi hỏi bạn PHẢI THỰC HIỆN. Lý tưởng nhất là, thực hiện thường xuyên. Trong phần tiếp theo tôi sẽ mô tả ba bài tập luyện mỗi ngày khác nhau - thói quen tập luyện hoàn chỉnh cho những ai có thời gian và sự quyết tâm (1-2 tiếng); bài 20 phút; và bài 1 phút. Cho tất cả mọi người, tôi khuyến khích thực hiện bài thiền Tái Sinh Linh Hồn (được mô tả sau, ở chương này) mỗi tuần vào ngày Chủ nhật. Như với tất cả các phần khác của vũ trụ, năng lượng của chúng ta hoạt động nhịp nhàng, theo chu kỳ. Năng lượng Dương bắt đầu xây dựng từ ngày Chủ nhật, đỉnh điểm vào thứ Tư, sau đó giảm dần khi năng lượng Âm tích tụ. Như vậy ngày Chủ nhật là thời điểm chúng ta có thể tạm dừng, tái thiết lập, và thể hiện ý định của chúng ta trong tuần.(Nó cũng có thể là một ngày tốt cho những người bận đi làm thực hiện bài tập hoàn chỉnh mà những ngày khác họ không thể thực hiện.) Tạo một thói quen mà bạn có thể quản lý một cách thực tế, duy trì với sự kiên nhẫn, và tự tin rằng kết quả sẽ đến.

GỢI Ý BÀI TẬP HẰNG NGÀY

Bài tập hoàn chỉnh (1-2 tiếng)

1. Nhớ 3 Qui tắc, ở tư thế Wu Ji.
2. Hít thở Hạ Thiên 3 lần.
3. Thực hiện ba bài tập Thức Tỉnh Cơ Thể; kết thúc bằng hít thở Hạ Thiên.
4. Thực hiện Thiền Cân Bằng. (Làm điều này cho đến khi bạn cảm thấy toàn bộ cơ thể bạn thống nhất. Ở lúc bắt đầu có thể mất 10-14 phút; sau này bạn sẽ đạt được cảm giác này trong 1-2 phút). Hít thở Hạ Thiên 3 lần.
5. Thực hiện bài thiền Quỹ Đạo Vi Mô, 5-10 phút. Hít thở Hạ Thiên 3 lần.
6. Chạm Qua Kinh Lạc, 3 lần; Hít thở Hạ Thiên 3 lần.
7. Xoa bóp các cơ quan Dương; Hít thở Hạ Thiên 3 lần.
8. Thực hiện sự chuẩn bị di chuyển cho các bài tập của Năm cơ quan Âm; sau đó thực hiện mỗi bài tập của mỗi cơ quan Âm, bắt đầu với Tim, vua của cơ thể. Thực hiện mỗi bài ít nhất 3 lần; bạn có thể thực hiện nhiều hơn cho bất cứ cơ quan nào bạn muốn tập trung vào. Hít thở Hạ Thiên 3 lần.
9. Kết thúc với thiền Bạch Trân Châu, tích luỹ tất cả tinh chất bạn đã tập hợp được trong pin của bạn, cơ quan Thận.

BÀI TẬP 20 PHÚT
1. Nhớ 3 Qui tắc, ở tư thế Wu Ji.
2. Hít thở Hạ Thiên 3 lần.
3. Thực hiện động tác Thức Tỉnh Cơ Thể; kết thúc bằng hít thở Hạ Thiên.
4. Thực hiện bài thiền Quỹ Đạo Vi Mô, 5-10 phút. Hít thở Hạ Thiên 3 lần.

5. 5.Thực hiện sự chuẩn bị di chuyển cho các bài tập của Năm cơ quan Âm; sau đó thực hiện mỗi bài tập của mỗi cơ quan Âm, bắt đầu với Tim, vua của cơ thể. Thực hiện mỗi bài ít nhất 3 lần; bạn có thể thực hiện nhiều hơn cho bất cứ cơ quan nào bạn muốn tập trung vào. Hít thở Hạ Thiên 3 lần.

6. Kết thúc với thiền Bạch Trân Châu, tích luỹ tất cả tinh chất bạn đã tập hợp được trong pin của bạn, cơ quan Thận.

BÀI TẬP 1 PHÚT

1. Nhớ 3 Qui tắc, ở tư thế Wu Ji.
2. Hít thở Hạ Thiên 3 lần.
3. Thực hiện thiền Bạch Trân Châu.
4. Hít thở Hạ Thiên 3 lần.

BÀI THIỀN TÁI SINH LINH HỒN

Bài thiền này có thể được thực hiện mỗi ngày hay mỗi tuần một lần, lý tưởng nhất là ngày Chủ nhật, để làm mới Qi của bạn cho một tuần. Nó cũng lý tưởng để thực hiện mỗi khi giao mùa như mùa xuân hay xuân phân. Bạn có thể bắt đầu với lời gọi, lời cầu nguyện và/hoặc năng lượng tu luyện, hay đơn giản là bắt đầu.

1. Như thường lệ, bắt đầu với Ba qui tắc: hơi thở ổn định, tâm trí thoải mái, tư thế Wu Ji (chân rộng bằng vai, vai thư giãn và mở rộng, xương cụt thu vào, đỉnh đầu nâng lên).

2. Hít thở Hạ Thiên 3 lần.

3. Để năng lượng trên trời đi xuống. Điều này làm Qi trở nên thiêng liêng, tưởng tượng rằng bất kỳ và tất cả Qi tăm tối trong cơ thể được đẩy ra ngoài thông qua bàn chân, đi sâu vào lòng đất.

4. Bắt đầu thực hiện thiền Trân Huyền Bí: tập trung vào hơi thở, thở sâu vào Hạ Đan Điền trong 5 phút. Tưởng tượng Đan Điền lấp đầy với ánh sáng vàng bí ẩn từ lòng đất.

5. Bây giờ mang sự nhận thức của bạn đến con mắt thứ ba, trung tâm của trán, Thượng Đan Điền, và tưởng tượng một viên ngọc trai màu nâu đang quay ở đó. Cảm nhận viên ngọc trai nâu này rung động và xoay tròn.

6. Tiếp theo tưởng tượng sự lột bỏ vỏ nâu của viên ngọc trai này, sau đó đánh bóng cho đến khi nó trắng rực rỡ, sáng bóng và lấp đầy với toàn bộ Thượng Đan Điền toả sáng tinh khiết, chiếu sáng qua tất cả các giác quan của bạn.

7. Tiếp theo tưởng tượng ánh sáng trắng xuống khắp cơ thể bạn, làm sạch tất cả mọi thứ trên đường đi của nó.

8. Bây giờ tập trung vào ánh sáng vàng của Hạ Đan Điền và để cho ánh sáng vàng và ánh sáng trắng lẫn vào nhau. Cảm nhận sự pha lẫn năng lượng làm sạch tất cả các phần của cơ thể, cả thể chất và tinh thần.

9. Tưởng tượng năng lượng làm sạch di chuyển xuống. Tập trung vào phần dưới của bàn chân và tưởng tượng năng lượng đục đi ra khỏi lòng bàn chân, thay thế nó bằng các năng lượng tinh khiết.

10. Khi bạn cảm thấy cơ thể bạn trở nên tinh khiết, sạch sẽ, và trẻ ra, bắt đầu mang sự nhận thức của bạn quay trở về hiện tại.

11. Từ từ đánh thức tất cả các giác quan của bạn. Bắt đầu với tai, để cho tai được hoàn toàn mở ra. Tiếp theo, kích thích nước bọt và miệng, để cho miệng hoàn toàn thức tỉnh. Sau đó đánh thức mũi, để cho các cảm giác ở mũi mang đến các năng lượng sống tích cực.

12. Cuối cùng là các lỗ chân lông ở da: để các lỗ chân lông mở ra, mang lại sự nhận thức về tất cả mọi thứ xung quanh bạn. Cảm nhận môi trường và sự liên kết của bạn với mọi thứ.

13. Bây giờ, đơn giản, là thư giãn. Bạn đã sẵn sàng để bắt đầu một ngày (hay tuần) với sự nhận thức cao, sự tỉnh táo, và bình yên sâu sắc, căn cứ và tập trung vào bản chất thật của bạn.

14. Hít thở Hạ Thiên 3 lần.

CHƯƠNG 13: BẢNG CÂU HỎI NGŨ HÀNH

Như các khía cạnh khác của thế giới, tính cách riêng của chúng ta có thể được hiểu theo khái niệm Ngũ Hành. Các yếu tố được thể hiện bằng việc chúng ta nhìn như thế nào, chúng ta hành xử ra sao, chúng ta cảm thấy thế nào - và chúng ta có thể được dùng để dự đoán các chứng bệnh chúng ta có thể mắc phải. Biết được điểm mạnh và yếu của Ngũ Hành trong tự nhiên có thể giúp bạn hiểu được bản thân tốt hơn và giúp bạn lựa chọn sự khẳng định cuộc sống trong mọi lĩnh vực từ chế độ ăn uống đến trang trí nhà cửa. Nói một cách rộng hơn, nhận ra nguyên mẫu của Ngũ Hành ở người khác có thể giúp bạn hiểu được những người bạn gặp một cách sâu sắc hơn, trắc ẩn hơn.

Trong phần Phụ lục bạn sẽ tìm thấy Bảng câu hỏi Ngũ Hành. Thực hiện bảng câu hỏi ngay bây giờ sẽ đánh giá tính cách của bạn theo khái niệm của Ngũ Hành. Bạn là Mộc ? Hoả ? Hay là sự kết hợp của cả hai ? Bạn là mẫu Hoả nhưng có các vấn đề của Kim ? Trong các bài học sau chúng ta sẽ thảo luận mỗi nguyên mẫu một cách sâu hơn. Đầu tiên, hãy làm bảng câu hỏi trước.

Hướng dẫn thực hiện Bảng câu hỏi:

Các câu hỏi được xếp theo 5 phần, hay "giai đoạn". Trả lời theo bản thân bạn của hiện tại - không phải bạn muốn trở thành như thế nào, hay bạn đã từng như thế nào. Nếu câu nào nghe rất giống bạn, để +2. Nếu câu nào (hoặc thái độ) nghe hơi giống bạn, để +1. Ngược lại, nếu câu hỏi hoàn toàn không giống bạn chút nào, để -2, nếu hơi có vẻ không phải là bạn, thì để -1. Đặt 0 cho sự trung lập. Đừng để bị cuốn vào các chi tiết, đặt biệt cho dù là -1 hay -2. Sau đó, đánh giá điểm số của bạn, bạn sẽ cảm thấy quan tâm trong cách nó dàn trải - đó là, cái nào cao điểm nhất và thấp điểm nhất - không phải là ở giữa.

Khi bạn đã trả lời tất cả các câu hỏi, và tính điểm cho các giai đoạn.

Sắp xếp các giai đoạn theo thứ tự từ cao điểm nhất đến thấp điểm nhất. Đọc phần Đáp Án Bảng Câu Hỏi Ngũ Hành ở phần phụ lục để biết được giai đoạn nào tương ứng với yếu tố nào.

Lời khuyên cho việc giải thích các kết quả:

Câu hỏi sẽ tiết lộ nguyên mẫu ưu thế (điểm cao nhất) và yếu thế (điểm thấp nhất), hay yếu tố nào trong tính cách của bạn. Lúc bắt đầu, vì lợi ích giữ mọi thứ đơn giản, chỉ quan tâm yếu tố ưu thế và yếu thế của bản thân. Có thể loại chiếm ưu thế là một sự kết hợp - ví dụ yếu tố Kim/Thổ - nhưng đừng quá chú tâm vào khả năng sẽ xảy ra điều gì lúc bắt đầu.

Điểm cao nhất/dạng mạnh nhất mô tả cách cơ bản bạn tiếp xúc với thế giới. Sự chênh lệch từ nguyên mẫu ưu thế của bạn có thể giải thích tại sao trong các đặc điểm tính cách cụ thể, thói quen, và/hoặc các vấn đề sức khoẻ đang làm phiền bạn. Điểm thấp nhất cho thấy yếu điểm của bạn nơi bạn có thể muốn tập trung năng lượng để đạt được sự cân bằng và hài hoà tốt hơn. Những mô tả của các nguyên mẫu ở các chương sau sẽ hướng dẫn bạn tìm hiểu cách để thực hiện điều này.

Rất nhiều yếu tố - bao gồm cả chế độ ăn uống, nơi bạn sống, cách bạn sống cuộc sống của bạn, các bạn bè mà bạn chọn,v..v.. - có thể tạo ra các biến thể trong nguyên mẫu. Những yếu tố này có thể cũng ảnh hưởng đến việc các nguyên mẫu được thể hiện theo hướng tích cực hay tiêu cực. Hãy nhớ rằng, nguyên mẫu cơ bản của bạn có thể thay đổi theo các giai đoạn khác nhau trong cuộc đời.

CHƯƠNG 14: NGUYÊN MẪU HOẢ

Hướng la bàn: hướng Nam
Mùa: Hè
Màu sắc: Đỏ
Hương vị: Đắng
Cơ quan nội tạng: Tim, Ruột non; Màng ngoài tim; Tam tiêu
Thể hiện: Mắt
Biểu hiện tích cực: Niềm vui, sự rõ ràng, tình yêu
Những cảm xúc tiêu cực: Nỗi buồn, sự bối rối, sự quá khích, vui buồn thất thường
Nguyên tắc cơ bản: Yếu tố Hoả, tích cực nhất vào mùa hè, đại diện cho các hoạt động cởi mở, ấm áp, và sự rõ ràng.

Thuộc tính thể chất

Người thuộc tính Hoả có xu hướng nhỏ trong vóc dáng với hông mỏng và vai, tay di động, đôi mắt lấp lánh và hơi đỏ ở vùng họng và cổ. Sống động, dễ thương, và quyến rũ, mục tiêu chính của họ trong cuộc sống là để chơi. Họ yêu thích những trải nghiệm mới và sự hứng thú; họ có thể trở thành những người săn đuổi sự ly kỳ. Họ đắm mình trong ánh sáng đèn của sân khấu, và nói chung là có sức lôi cuốn, hấp dẫn, và thành thạo trong giao tiếp. Họ có đầy các ý tưởng nhưng thích bắt đầu để kết thúc chúng. Với một tính cách nghiêm trang hơn, người thuộc tính Hoả có thể xuất hiện một cách bốc đồng, hay thay đổi và dễ bị phân tán. Người thuộc tính Hoả thường không quan tâm đến sự giàu có, nhưng thích cái đẹp. Họ hoà hợp một cách tự nhiên với giai điệu và yêu thích nhảy với nhịp điệu mạnh mẽ. Tâm trí của Hoả có thể rất năng động đến mức không bao giờ ngừng, và điều này có thể dẫn đến việc xây dựng và làm các ước mơ trở thành hiện thực. Một người thuộc tính Hoả có thể soi sáng và tạo sự thoải mái trong bất cứ tình huống nào.

Nguyên mẫu này thường có xu hướng đi bộ nhanh, rất sáng tạo, và sẵn sàng nhận nhiều sự thử thách. Họ dường như phát triển hơn ở nơi khí hậu ấm áp và họ không thích mặc nhiều quần áo và có nhiệt độ cơ thể cao tự nhiên.

Yếu tố Hoả cai trị Tim, do đó được coi là cai trị các biểu hiện của các cảm xúc. Mặc dù mỗi cơ quan có cảm xúc của riêng nó, Tim quyết định cách thể hiện các cảm xúc và mức độ thể hiện. Yếu tố Hoả chi phối các thể loại giao tiếp, đặc biệt là việc sử dụng các từ ngữ được nói bằng miệng hay ngôn ngữ ký hiệu bằng tay. Bởi vì Tim điều khiển cảm xúc, các nếp nhăn trên khuôn mặt thể hiện các biểu hiện đã được sử dụng qua thời gian. Người Trung Hoa cổ sợ Hoả bởi vì, nó làm tất cả các tinh chất Âm quan trọng bị khô và thoát ra khỏi cơ thể. Tuy nhiên, Hoả cũng rất cần thiết trong việc hưởng thụ cuộc sống nhưng chất chứa nó quá nhiều thậm chí có thể có hại. Đây là nhu cầu cơ bản của con người cho sự biểu lộ và sự hưởng thụ.

Sức mạnh của Hoả được thể hiện - được cho là đốt cháy - trong các góc của đặc điểm khuôn mặt. Đầu nhọn của lông mày, tai, mũi, môi, và cằm nhọn đều là các đặc điểm của Hoả. Hoả cũng cháy đặc biệt trong đôi mắt. Đôi mắt là đặc điểm trên mặt liên kết chặt chẽ với yếu tố này. Sự tươi sáng và chất lượng của chúng phản ánh nội tâm. Từ nội tâm, bạn có thể xác định tâm trí của một người nhanh chóng như thế nào. Em bé có đôi mắt sáng được công nhận là rất thông minh. Nội tâm cũng thể hiện sự thay đổi cảm xúc từ khoảnh khắc này sang khoảnh khắc khác, và phản ánh hệ thống thần kinh hoạt động tốt như thế nào. Bởi vì mạng lưới phức tạp của các cơ bắp xung quanh mắt, chúng là tính năng biểu cảm nhất trên khuôn mặt và dễ dàng nhất để ghi dấu ấn. Chúng ta học tập rất sớm cách giao tiếp bằng mắt, và chúng tiết lộ những sự thật bên trong chúng ta.

Thuộc tính tình cảm

Những cảm xúc cụ thể liên kết với trái tim là niềm vui và nỗi buồn. Các học viên của y học Trung Hoa ngày nay thường nói về việc niềm vui dư thừa là nguy hiểm. Tôi tin rằng đây là một sự thông dịch sai lầm. Những gì người xưa thực sự nói là sự phấn khích quá mức hoặc hưng phấn, không phải niềm vui, được coi là có hại cho sức khoẻ. Đồng thời, phần nào sự mâu thuẫn được giải thích cụ thể, tôi xem nỗi buồn là một cảm xúc của Tim, không phải của Phổi. Nỗi buồn chỉ là sự sụp đổ từ trên cao mà Hoả gặp phải. Nó là khoảng thời gian giữa khi cái nến được thổi tắt đến khi nó sáng lại. Bởi vì Tim và Phổi kết nối chặt chẽ, nỗi buồn có thể trở thành sự sầu muộn, xác định bởi cảm xúc của Phổi. Trong lúc đó, trừ khi nó được giải quyết, sự sầu muộn có thể trở thành sự đau khổ, cảm xúc chính của Phổi.

Nhận diện sự thiếu hài hoà ở người thuộc tính Hoả

>Hoả mạnh

Nếu điểm của bạn cho thấy bạn chủ yếu là dạng Hoả thì hãy chú ý máu và các mạch máu, và hệ thống thần kinh, là chìa khoá của sức khoẻ của bạn. Vấn đề nghiêm trọng trong sức khoẻ của người thuộc tính Hoả là có thể bị viêm, có thể bị gây ra bởi sự cháy thiếu kiềm chế và hệ thống thần kinh hoạt động quá mức. Chúng bao gồm sự lắp bắp, ám ảnh, và các bệnh về thần kinh. Cơ quan chính của yếu tố Hoả là Tim, điều khiển và điều hoà các biểu hiện của cảm xúc. Sự ức chế cảm xúc có thể gây ra các vấn đề với tim bao gồm rối loạn nhịp tim, nhịp tim nhanh và bệnh tim. Người thuộc tính Hoả duy trì sự trẻ trung và nếu cố gắng tiếp tục sống một cuộc sống thất thường sẽ chủ yếu dẫn đến kiệt sức và những nỗi buồn.

>Thiếu Hoả

Những người thiếu yếu tố Hoả có thể dẫn đến các vấn đề về tim, và/ hoặc các vấn đề về tĩnh mạch, động mạch, và/hoặc máu.

Để đạt được sự hài hoà trong yếu tố Hoả

Để tăng cường sức mạnh của yếu tố Hoả trong cuộc sống của bạn, sử dụng màu đỏ, các vật dụng góc cạnh, và bất cứ thứ gì toả sáng và sáng màu trong trang trí không gian sống của bạn. Ví dụ, bạn có thể muốn mặc nhiều màu đỏ hơn trong trang phục của bạn hay thêm những cây đèn cầy, hình ảnh chứa lửa hay hình ảnh của các toà nhà có mái dốc, như các nhà thờ tháp chuông. Các vật dạng kim tự tháp và các dãy núi với đỉnh dốc cũng hỗ trợ cho các yếu tố Hoả. Ngủ với đầu bạn hướng về phía Nam cũng sẽ tăng cường ảnh hưởng của yếu tố Hoả.

Ngược lại, để giảm hoạt động quá độ của yếu tố Hoả, giảm tất cả các ảnh hưởng trên. Đồng thời, xem xét thêm các bài tập luyện để tăng sự thư giãn như là yoga và thiền và giới hạn các hoạt động xã hội của bạn để cho pin năng lượng trong người bạn có cơ hội để nạp năng lượng.

Về chế độ ăn uống, người yếu tố Hoả nên tránh các thức uống có cồn và chất cafein, cả hai sẽ làm trầm trọng thêm các nguyên tắc hoạt động. Thêm vào chế độ ăn uống các thực phẩm đắng, đặc biệt là các loại thực phẩm phát triển nhanh chóng như cải xoăn, rau bồ công anh, rau diếp đắng cũng như các loại thực phẩm đắng khác như mướp đắng, sẽ rất có lợi vì vị đắng kích thích dòng chảy năng lượng trong kinh mạch Tim.

NGHIÊN CỨU TRƯỜNG HỢP

Ở một thời điểm trong cuộc đời tôi, tôi đã biết yếu tố Hoả của tôi thiếu Qi. Một vài mối quan hệ của tôi đã kết thúc rất tệ; tôi đã cảm thấy thiếu can đảm và thất vọng. Sâu thẳm tim tôi không sẵn sàng để đầu tư cho mối quan hệ nào nữa, nhưng tôi khao khát sự đồng cảm. Để khôi phục lại trái tim Hoả của mình, tôi đã thay đổi môi trường sống. Tôi chuyển chiếc giường của mình sao cho, khi tôi ngủ, đầu tôi ở hướng Nam. Tôi mua hai kim tự tháp màu đỏ (hình ảnh đại diện cho Hoả) và đặt chúng ở cửa sổ phía trên giường. Tôi cũng thêm vào các vật dụng màu đỏ để trang trí căn phòng, ví dụ, đèn cầy đỏ. Các tác dụng không xuất hiện ngay lập tức, nhưng trong khoảng thời gian 1-2 tháng tôi đã nhận thấy sự thay đổi. Tôi gặp nhiều người thuộc tính Hoả hơn, và đã cảm thấy lạc quan hơn. Cuối cùng, nó là thời điểm tôi đã gặp vợ hiện tại của tôi, người cũng là thuộc tính Hoả.

CHƯƠNG 15: NGUYÊN MẪU THỔ

Hướng la bàn: hướng Trung tâm
Mùa: cuối Hè / Đầu Thu
Màu sắc: Vàng
Hương vị: Ngọt
Cơ quan nội tạng: Lách, Dạ dày
Thể hiện: Cơ bắp, miệng (môi)
Biểu hiện tích cực: Trầm lặng, cân bằng, tình cảm
Những cảm xúc tiêu cực: Lo lắng, lo âu
Nguyên tắc cơ bản: Yếu tố Thổ, hoạt động tích cực nhất vào cuối hè / đầu thu, đại diện cho sự ổn định, thanh thản, và tình cảm ấm áp.

Thuộc tính thể chất

Các dấu hiệu vật lý chính ở Thổ là phúng phính ở vùng bụng, má dưới của khuôn mặt, phần trên cánh tay và bắp chân. Nguyên mẫu Thổ có thể có nước da hơi đậm màu, đùi khoẻ, và hàm rộng. Đặc biệt, Thổ thường có cơ bắp khoẻ mạnh. Người Thổ phải chú ý việc tăng cân, bởi vì phần bụng lớn và cơ thể có phần dễ béo là các thuộc tính của Thổ.

Đặc điểm khuôn mặt mạnh mẽ liên quan đến yếu tố Thổ là miệng, cụ thể là đôi môi. Miệng là nơi lấy chất dinh dưỡng và cũng là nơi gợi cảm nhất trên khuôn mặt. Kích thước của miệng cho thấy khẩu vị, không phải chỉ đối với thực phẩm mà còn về mặt tình cảm, thông tin, sự vật, v...v.. Miệng càng lớn, người đó muốn càng nhiều. Miệng là đặc điểm thể hiện cảm xúc dễ dàng, với một nụ cười hay một cái hôn. Đây là đặc điểm có thể thay đổi nhiều thứ hai trên khuôn mặt, sau đôi mắt. Hầu hết các biểu hiện chính đòi hỏi các chuyển động của miệng. Sự di chuyển của các cơ bắp xung quanh miệng cho phép mọi người thay đổi hình dạng của nó trong một phạm vi đặc biệt.

Một khuôn miệng lớn thể hiện sự rộng lượng và khả năng cho đi.

Người càng có nhiều năng lượng Thổ càng có khuôn miệng lớn. Kích thước của miệng được đo với sự liên quan đến mũi. Tưởng tượng một hình tam giác bắt đầu ở điểm trung tâm ở sống mũi và theo các cạnh của mũi xuống đến miệng. Khuôn miệng trung bình có chiều dài bằng chiều rộng ở phần đáy của tam giác tưởng tượng này. Bất cứ khuôn miệng nào quá mức đo này thì được cho là khuôn miệng rộng. Bất kỳ khuôn miệng nào nhỏ hơn mức đo này được coi là khuôn miệng nhỏ.

Đối với người Trung Quốc cổ đại, khuôn miệng rộng được cho là đặc điểm may mắn. Đàn ông với khuôn miệng lớn được cho là có nhiều khả năng có một người vợ tốt. Những người có khuôn miệng lớn thường hào phóng, ví dụ, mua rất nhiều quà tặng cho những người họ yêu quí cũng như cho các đối tác kinh doanh. Họ có thể được biết đến với việc tặng đồ cho những người lạ hoặc những người mới quen. Những người với khuôn miệng trung bình vẫn có lòng hảo tâm nhưng cụ thể hơn về việc cho ai và cho bao nhiêu. Những người có khuôn miệng nhỏ cảm thấy khó khăn trong việc cho đi trừ khi đó là một lý do chính đáng. Việc cho đi của họ là hành động có điều kiện. Họ cho đi bởi vì người được nhận xứng đáng với nó hoặc bởi vì họ có nghĩa vụ phải cho đi cái gì đó; họ cho đi dựa trên thực tế hơn là cảm xúc.

Kích thước của đôi môi cũng là một yếu tố. Đôi môi đầy đặn được đánh giá dựa trên phần còn lại của khuôn mặt. Một người nào đó với khuôn mặt có phần Thổ, với đôi má đầy đặn và một cái mũi tròn trĩnh sẽ có một đôi môi đầy đặn. Một người có làn da căng với các tính chất khoằm trên khuôn mặt sẽ có đôi môi mỏng hơn. Ngoại lệ của điều này là các đặc tính mở rộng. Nhìn chung, đôi môi đầy đặn thuộc về những người thể hiện cảm xúc nhiều hơn. Họ lãng mạn và gợi cảm. Những đôi môi này cho thấy mong muốn với sự khoái lạc. Những người với đôi môi mỏng hơn thường kín đáo về cảm xúc, đặc biệt nếu họ giữ chúng đè nén.

Các nếp nhăn dọc trên nhân trung phía môi trên có thể cho thấy sự thiếu Thổ, hoặc khi họ cho nhiều hơn họ nhận về, hay bằng cách nào đó đã không được nuôi dưỡng đầy đủ trong cuộc sống của họ. Nó cũng phản ánh sự thiếu hụt dinh dưỡng về thể chất.

Thuộc tính tình cảm

Những người thuộc tính Thổ thường ít vận động, họ thích ngồi. Họ thích sự thoải mái, nhất quán và sự hài lòng. Họ tận hưởng các loại thực phẩm và sự đồng cảm. Họ là những nhà sưu tập của thế giới và yêu thích tích luỹ tài sản và con người. Họ trở nên rất gắn bó với những thứ thuộc về họ và những người thân yêu. Họ thường được cho là ấm áp và tình cảm.

Mặc dù không tham vọng, người thuộc tính Thổ trầm lặng và cân bằng. Thổ đại diện cho sự ổn định, và yếu tố Thổ làm hài hoà tất cả các yếu tố khác. Công bằng là phẩm chất chủ yếu của Thổ. Vì họ là người có thể tin tưởng được, họ là những nhà quản lý và tổ chức giỏi. Đồng thời, sự tập trung của họ có thể bị yếu, làm cho việc xử lý nhiều nhiệm vụ một lúc trở nên khó khăn, và họ thường có xu hướng lo lắng. Họ đáp ứng với sự thay đổi khá tốt miễn là nó diễn ra từ từ.

Nhận diện sự mất cân bằng của yếu tố Thổ

>Thổ mạnh

Khi yếu tố Thổ vượt quá mức, có một xu hướng mạnh mẽ trong việc ăn uống quá độ và tăng cân đến mức độ béo phì. Những người thuộc tính Thổ thường lo lắng và cảm thấy đồng cảm quá mức đối với những người mà họ quan tâm. Điều này có thể dẫn đến việc trở nên bị cuốn vào cuộc sống của người khác. Khi một người thuộc tính Thổ sống chậm rãi, họ có thể bị mắc kẹt trong những thói quen, tạo ra các chu kỳ và các kiểu mẫu khó thay đổi.

>Tồn đọng Thổ

Yếu tố Thổ bị tồn đọng được thể hiện trong xu hướng lưu thông của dịch bạch huyết và máu đến các hồ chứa hoặc bị đông gây ra các vấn đề giãn tĩnh mạch, máu đông và bệnh trĩ.

> Thiếu Thổ

Khi yếu tố Thổ bị thiếu, xảy ra các vấn đề với dạ dày và sự tiêu hoá thực phẩm - cũng như các ý tưởng. Các vấn đề liên quan bao gồm chán ăn, ăn uống vô độ, tiểu đường, và đầy hơi. Thiếu yếu tố Thổ phổ biến khi quá nhiều sự nuôi dưỡng dùng để cho những người khác khi đáng lẽ nó được dùng để nuôi dưỡng bản thân. Đây được cho là yếu tố cảm xúc tiềm ẩn trong nguyên nhân gây bệnh ung thư. Sự di chuyển và sự thay đổi được khuyến khích cho việc lấy lại sự cân bằng yếu tố Thổ.

Để đạt sự cân bằng trong yếu tố Thổ

Các màu sắc vàng, cam, và tông màu đất hỗ trợ yếu tố Thổ. Yếu tố này sẽ hưởng lợi ích từ việc treo hình ảnh của các vùng đất phẳng hay vùng đồng bằng. Yếu tố Thổ đại diện bởi kiến trúc phẳng và vuông. Bao quanh bạn bởi các vật với chất liệu có nguồn gốc từ đất, bao gồm gạch nung, gạch sống, hay thậm chí bê tông, tạo các hiệu ứng tích cực hỗ trợ Thổ.

Mặc dù những người thuộc tính Thổ bị thu hút bởi đường và vị ngọt, họ nên tránh quá nhiều các loại tinh bột đơn. Thực phẩm có thể giúp nâng đỡ sự mệt mỏi gây ra bởi sự suy yếu là khoai lang, bắp, và một số loại gạo. Những người cần cân bằng yếu tố Thổ sẽ có nhiều lợi ích từ các bài tập luyện Qigong để giúp gốc rễ của Qi, và các bài tập giúp hài hoà Dạ dày và Lách. Họ cũng sẽ có lợi từ các sở thích giúp họ lấy lại cảm giác cân bằng, như làm việc với đất sét, làm vườn, hay chỉ đơn giản là dành nhiều thời gian ngoài trời.

Vì hương vị ngọt ngào liên kết với Thổ, những người thiếu Thổ có thể thêm vào vị ngọt, các thực phẩm vàng hay cam vào chế độ ăn uống, và nên ăn các thực phẩm nhạt như bột yến mạch hay cháo. Ngược lại, những người tìm kiếm sự hài hoà khi thừa yếu tố Thổ nên tránh các loại thực phẩm này.

CHƯƠNG 16: NGUYÊN MẪU KIM

Hướng la bàn: Hướng Tây
Mùa: Thu
Màu sắc: Trắng
Hương vị: Chua cay
Cơ quan nội tạng: Phổi, Ruột già
Thể hiện: Tóc, da
Biểu hiện tích cực: Dũng cảm, ngay thẳng, công bằng, thật thà
Những cảm xúc tiêu cực: Đau khổ, buồn bã, đau buồn, sự thất vọng
Nguyên tắc cơ bản: Yếu tố Kim, tích cực nhất vào mùa thu, đại diện cho các nguyên tắc độc lập, chính xác, và nhạy cảm ở tất cả các mức độ.

Thuộc tính thể chất

Dấu hiệu chủ yếu của yếu tố Kim là xương nhỏ, da sáng và các yếu tố khoằm. Trong khi có vẻ ngoài yếu đuối, họ nhìn chung có cơ thể khoẻ với vai rộng, vuông vức. Họ có thể đi chậm, đẩy ngực ra phía trước với vai đẩy ra sau.

Những người thuộc tính Kim có hệ miễn dịch khoẻ; họ có thể bị bệnh khá thường xuyên, nhưng hồi phục nhanh chóng. Những người có thuộc tính Kim có thể có các chứng dị ứng da và hô hấp khi tuổi còn trẻ, trong đó có cả phát ban, chàm da và hen suyễn. Thuộc tính Kim dễ bị cháy nắng, và thường thích ở trong nhà. Họ dễ bị muỗi chích bởi vì khả năng thải ra lượng lớn khí CO với hơi thở ra của họ như là cách họ giải độc phổi. Họ thích thu mình trong môi trường họ cho là an toàn với rất ít bụi hay sự lộn xộn và với thiết kế và vẻ đẹp ở mức tối đa.

Ngoài cấu trúc xương mỏng và da tông trắng sáng, đặc điểm khuôn mặt thể hiện mạnh mẽ yếu tố Kim là cái mũi.

Thuộc tính tình cảm

Thuộc tính Kim nhìn chung tâm trí hơn là thể chất. Họ đòi hỏi sự tinh tế, sạch sẽ, yên tĩnh và không gian để phát triển. Nói một cách ẩn dụ, yếu tố này bao gồm cả những người tính chất thô - thực tế, độc lập, và ý chí mạnh mẽ - và những người thanh mảnh, thanh lịch, nhạy cảm, duy tâm. Do đó, thuộc tính Kim có thể yêu cả sự đơn giản và sang trọng. Họ, một cách đặc biệt, định hướng sự chi tiết và hoàn hảo. Những người thuộc tính Kim bình thường có giọng nói mạnh mẽ, phổi là thuộc tính mạnh mẽ nhất của họ. Họ cũng bày tỏ tiếng nói mạnh mẽ bằng cách theo đuổi mục tiêu của họ một cách năng nổ, tự tin, và trực quan. Họ nhạy cảm với bụi và sự lộn xộn cũng như với sự bất công và thiếu thành thật; họ đòi hỏi sự tôn trọng.

Ở khía cạnh tiêu cực, thuộc tính Kim thường được xem như sống khép kín và giữ khoảng cách, và, thực sự, họ có thể cô lập bản thân, rút khỏi các hoạt động và xã hội nói chung, nhưng điều này có thể thể hiện nhu cầu của họ để duy trì giới hạn khi họ dễ có xu hướng bị quá tải. Thuộc tính Kim dễ bị các vấn đề sức khoẻ do đi quá giới hạn của bản thân và/hoặc không thể thể hiện cảm xúc nội tâm. Trong y học Trung Quốc, cảm xúc buồn bã thường liên kết với Phổi và yếu tố Kim. Điều này có thể đến từ thực tế là nỗi buồn sâu thẳm xuất phát từ việc bị tách rời khỏi người bạn yêu thương, bằng sự qua đời hay bởi hành vi. Các mối tương quan thể hiện ở đây cho thấy rằng hít thở sâu có thể là một trong những cách thức tốt nhất để khôi phục cái nhìn cân bằng và sự chấp nhận hoàn cảnh gây ra sự đau buồn.

Nhận diện sự mất cân bằng ở yếu tố Kim

>**Yếu tố Kim mạnh**

Khi Kim quá mạnh, một người có thể trở nên cứng nhắc và thiếu linh hoạt, với cảm xúc cũng như thể chất. Nỗi ám ảnh có thể xuất hiện.

>**Tồn đọng Kim**

Hiện tượng của sự tồn đọng bao gồm các loại bệnh xuất hiện do môi trường đông người và không sạch sẽ gồm có bệnh lao và bệnh phong. Sự tích tụ nhiều đờm gây ho mãn tính và khó thở cũng liên quan đến sự tồn đọng Kim.

> **Thiếu Kim**

Khi mọi người có triệu chứng dị ứng trong cuộc sống, đó là dấu hiệu họ bị thiếu Kim. Điều này áp dụng cho những người không bị các bệnh về đường hô hấp khi còn nhỏ nhưng lại bị thường xuyên khi lớn lên. Các dấu hiệu khác của sự thiếu hụt Kim gồm có da lâu lành và các bệnh về đường hô hấp và các bệnh da mãn tính, các bệnh gồm viêm phế quản tái diễn, khí phế thủng, bệnh vẩy nến và suy yếu hệ miễn dịch. Dễ bị cảm lạnh hoặc cúm cũng có thể là dấu hiệu của sự thiếu hụt Kim.

Để đạt được sự cân bằng trong yếu tố Kim

Để hỗ trợ yếu tố Kim bao gồm các vật kim loại và đồ nội thất trong cuộc sống và trong nhà bạn. Sử dụng màu sắc trắng hoặc bạc. Trang trí nhà của bạn với nội thất cong, hoặc nửa vòng tròn để thu thập năng lượng Kim. Trong kiến trúc, mái kim loại vòm hoặc có cấu trúc kim loại chủ yếu sẽ thu hút năng lượng Kim.

Về chế độ ăn uống, để tăng cường yếu tố Kim, dùng thức ăn chua cay vị hăng để trục xuất mầm bệnh ra khỏi cơ thể. Ví dụ sử dụng tỏi, gừng, và bạc hà. Tất cả các loại thuộc họ bắp cải, gồm cải ngựa, có thể cung cấp vị cay hăng và hỗ trợ hệ thống miễn dịch.

CHƯƠNG 17: NGUYÊN MẪU THUỶ

Hướng la bàn: Hướng Bắc
Mùa: Đông
Màu sắc: Đen hoặc xanh dương đậm
Hương vị: Mặn
Cơ quan nội tạng: Thận, Bàng quang
Thể hiện: Xương, tai, tóc, não, tử cung/tinh hoàn
Biểu hiện tích cực: Thông thái, sáng suốt
Những cảm xúc tiêu cực: Sợ hãi

Nguyên tắc cơ bản: Thận lưu trữ ý chí. Khía cạnh Dương của ý chí này là sức mạnh để có trách nhiệm cho cuộc sống của một người, quyết định nỗ lực và các cam kết cơ bản. Khía cạnh Âm là sự công nhận rằng lực thúc đẩy sâu sắc nhất không cần phải cố gắng quá nhiều. Âm sẽ ảnh hưởng đến hướng mà chúng ta đi; nó có thể được nhìn thấy hoặc nhận thấy khi chúng ta nhìn lại và nhận ra chúng ta đã phát triển như thế nào qua thời gian. Thông qua sự tương tác của hai điều này, không có sự sợ hãi, chúng ta sẽ phát triển sự thông thái.

Thuộc tính thể chất

Các dấu hiệu thể chất chính của Thuỷ là xương to hoặc hông rộng; người thuộc tính Thuỷ mang trọng lượng ở hông và đùi. Họ thường nhìn có vẻ đa sắc tộc, điều đó tạo cho họ vẻ đẹp lai, bí ẩn hoặc một tính cách bí mật. Họ dễ bị quầng tối quang mắt.

Các đặc điểm gương mặt gần như liên quan chặt chẽ đến yếu tố Thuỷ là tai, trán, nhân trung, cằm, và dưới vùng mắt. Hình dáng, kích thước và chất lượng của các mô ở tai cho thấy chất lượng và sức mạnh của Qi. Một vầng trán rộng cho thấy sự sáng tạo.

Thuộc tính tình cảm

Người thuộc tính Thuỷ im lặng và quan sát. Họ là những người biết lắng nghe và cho những lời khuyên tốt vì họ có sự thông thái bẩm sinh. Họ có vẻ ngoài dễ tính, nhưng khi làm việc, họ rất kiên trì. Họ đòi hỏi rất nhiều thời gian ngủ, nghỉ, thiền hoặc thời gian để là họ. Họ là những người mạnh mẽ cả về thể chất và tình cảm. Họ xử lý các thảm hoạ và các tình huống khẩn cấp một cách bình tĩnh. Họ cần phải được xem chừng khi quá bướng bỉnh hoặc chủ tâm làm gì đó. Vấn đề sức khoẻ chính của họ đến từ mức độ lạnh đông của yếu tố Thuỷ, khuyến khích sự phát triển của các khối u hay huyết áp cao từ việc thiếu dòng chảy cảm xúc.

Nhận diện sự thiếu hài hoà trong yếu tố Thuỷ

> **Thuỷ mạnh**

Năng lượng khi yếu tố Thuỷ mạnh thường dẫn đến tuổi thọ lâu dài khi cuộc sống được sống một cách thông thái và năng lượng được bảo tồn hơn là bị tiêu xài. Trong khái niệm phương Tây, điều này thường do sự đóng góp di truyền các yếu tố tốt, đây là một yếu tố quan trọng. Các vấn đề phát sinh với yếu tố Thuỷ thường được chẩn đoán là do thiếu hoặc bị trì trệ, chứ không bao giờ bị dư thừa.

> **Tồn đọng Thuỷ**

Khi năng lượng Thuỷ bị tồn đọng, nó không thể được sử dụng, sẽ ảnh hưởng đến suy nghĩ và có liên quan đến các bệnh tâm thần và trầm cảm.

> **Thiếu hụt Thuỷ**

Thiếu hụt Thuỷ xảy ra khi đời sống quá năng động và Qi không được bổ sung. Điều này gây ra lão hoá và thoái hoá cơ thể cũng như các vấn đề vô sinh và bất lực. Thiếu hụt Thuỷ có thể nhìn thấy qua các hiện tượng sau: giảm mật độ xương, mất răng, điếc, tóc mỏng, viêm xương khớp và bàng quang yếu. Khiếm khuyết trong di truyền cũng là một hình thức chủ yếu của việc thiếu hụt Thuỷ.

Để đạt được sự hài hoà trong yếu tố Thuỷ

Để tăng cường yếu tố Thuỷ, sử dụng màu xanh dương đậm hay đen và/hoặc các vật có hình dạng bát tròn trong trang trí nhà cửa, hình dạng chất lỏng và hình ảnh về nước - đặc biệt là nước sạch đang hoạt động như thác nước hơn là hồ nước phẳng lặng, có thể thúc đẩy tình trạng bị tồn đọng Thuỷ. Đồng thời bổ sung đài phun nước hoặc chơi một bài có âm thanh nước chảy sẽ thúc đẩy năng lượng Thuỷ.

Về chế độ ăn uống, bổ sung các loại thực phẩm có màu sắc đậm và/hoặc thực phẩm mặn như rong biển, đậu đen, các loại đậu,v...v.. có thể có ích như là một cách kích thích dòng chảy năng lượng trong kinh lạc Thận và Bàng Quang.

CHƯƠNG 18: NGUYÊN MẪU MỘC

Hướng la bàn: Hướng Đông
Mùa: Xuân
Màu sắc: Xanh lá cây
Hương vị: Chua
Cơ quan nội tạng: Gan, túi mật
Thể hiện: Gân, lông mày
Biểu hiện tích cực: sự khẳng định, mục đích, sáng tạo
Những cảm xúc tiêu cực: Nổi giận, thất vọng, dồn nén tức giận, thịnh nộ
Nguyên tắc cơ bản:

Yếu tố Mộc, chủ yếu hoạt động vào thời điểm mùa xuân của năm, đại diện cho sự phát triển và thức tỉnh. Bản chất của nó là sự mở rộng, năng động và khẳng định.

Thuộc tính thể chất

Các dấu hiệu thể chất chính của Mộc là gân guốc và một cơ thể rắn chắc. Người thuộc tính Mộc thường nhìn giống cây cao hay các bụi cây nhỏ gọn. Sức mạnh của họ là ở gân, dây chằng. Khi bị kích thích, họ thường nắm chặt tay thành nắm đấm. Họ thường có làn da sẫm và vai rộng. Đặc điểm gương mặt mạnh mẽ có liên quan nhất đến yếu tố Mộc là lông mày và xương lông mày.

Thuộc tính tình cảm

Thuộc tính Mộc, giống như những chồi xanh trong mùa xuân, có một ý thức mạnh mẽ về phương hướng và sự cần thiết để luôn luôn "hành động". Họ làm việc và chơi hết sức mình. Khi làm việc, họ có thể xử lý một lượng lớn áp lực và các thời hạn nghiêm ngặt. Đồng thời, như cành cây, thuộc tính Mộc có xu hướng lan toả bản thân họ trong nghị lực để luôn luôn năng động. Người thuộc tính Mộc cưỡng lại sự lão hoá và chống lại sự suy yếu của cơ thể họ và cố gắng duy trì các hoạt động cả về thể chất và tinh thần ở mức độ cao trong suốt cuộc đời của họ.

Người thuộc tính Mộc rất hoà đồng, với kỹ năng nói tốt và tình yêu đối với các thảo luận tinh thần. Tuy nhiên, họ có xu hướng nổi giận, có thể nhanh chóng cảm thấy bị xúc phạm, hoặc trở nên thất vọng, đặc biệt khi người khác không thực hiện các giao ước. Họ có thể có khó khăn trong việc thể hiện các cảm xúc sâu sắc.

Thuộc tính Mộc có cơ quan gan mạnh mẽ và tận hưởng quá trình đào thải độc tố, cho dù là các cảm xúc, gây ra bởi sự nổi giận, hay bởi hoá chất, như thuốc phiện hay chất có cồn. Tuy nhiên, thất bại trong việc xử lý các chất độc này, ví dụ, lưu giữ nỗi giận cũ hay oán giận, có thể dẫn đến các vấn đề, trong khi đó quá nhiều niềm vui có thể dẫn một thuộc tính Mộc đến trạng thái nghiện.

Nhận diện sự thiếu hài hoà ở yếu tố Mộc

> Mộc mạnh

Để giữ các xu hướng tự nhiên của họ trong sự tích cực, thuộc tính Mộc cần phải chú ý đến sự giận dữ và sự cần thiết của việc trở nên năng động. Sự tàn bạo của họ có thể dẫn đến các tai nạn. Họ cũng dễ bị chấn thương các dây gân và cơ bắp bởi sự sử dụng chúng quá mức như kéo hoặc làm rách. Theo lý thuyết y học Trung Hoa, trường hợp nghiêm trọng của việc sử dụng quá mức yếu tố Mộc có thể gây ra bệnh Parkinson, khi sự di chuyển và sự phối hợp bị tổn thương và bị cản trở. Hoặc nó có thể dẫn đến tình trạng kiệt sức bao gồm mệt mỏi mãn tính. Nghiện là một xu hướng khác mà Mộc cần phải chú ý, và tránh xa.

> Tồn đọng Mộc

Tồn đọng Qi ở Gan và/hoặc Máu là điều phổ biến ở những người sống trong xã hội hiện đại. Đây là điều kiện thể chất cơ bản liên kết với sự thiếu kiên nhẫn và thất vọng mà cuối cùng sẽ dẫn đến các biểu hiện như các cơn thịnh nộ và sự hiếu chiến. Để các triệu chứng này phát triển có thể dẫn đến trầm cảm.

> **Thiếu hụt Mộc**

Cá nhân bị thiếu hụt yếu tố Mộc có thể bị các cơn giận dữ bùng phát đột ngột, và vấn đề với các dây thần kinh, mắt, và gân, hoặc họ có thể bị trầm cảm. Các vấn đề kinh nguyệt ở phụ nữ có thể cũng là một dấu hiệu thiếu hụt yếu tố Mộc.

Để đạt được sự hài hoà trong yếu tố Mộc

Màu xanh lá cây, là màu của yếu tố Mộc, có thể giúp vượt qua tình trạng thiếu hụt Mộc. Những thứ bạn có thể thêm vào môi trường sống để hỗ trợ yếu tố Mộc bao gồm: các vật dụng bằng gỗ, hình dạng chữ nhật cao, như các cột và tháp; các cây xanh. Ngủ với đầu hướng về phía Đông sẽ tăng cường ảnh hưởng của Mộc.

Về chế độ ăn uống, người thuộc tính Mộc nên tránh ăn các thực phẩm dầu mỡ và chiên. Nếu họ để ý rằng họ đang trải qua các vấn đề liên quan đến sự giận dữ, hãy thêm các thực phẩm chua như chanh và giấm vào chế độ ăn uống sẽ rất hữu ích vì vị chua kích thích dòng chảy năng lượng của kinh lạc Gan.

QUAN SÁT CÁ NHÂN

Dư thừa là sự tự nhiên của Dương; mùa xuân là sự bắt đầu của một năm, là khi năng lượng Dương trở nên tươi mới, và bắt đầu tăng dần. Người nguyên mẫu Mộc, cũng như Mộc là yếu tố của mùa xuân, có xu hướng bị dư thừa. Do đó, tôi có thể xác định người thuộc tính Mộc bởi vì họ thích có màu xanh lá xung quanh họ. Họ sẽ mặc màu xanh lá, trang trí màu xanh lá, và thậm chí có xe hơi xanh lá. Điều này không phải lúc nào cũng khôn ngoan, nếu nó làm trầm trọng thêm tình hình vốn đã dư thừa Mộc. Tuy nhiên, cũng khó để nói một người thuộc tính Mộc phải làm gì: giống như những chồi non trong mùa xuân, chúng có thể xác định và không ngừng theo đuổi con đường riêng của chúng.

CHƯƠNG 19: THÀNH PHẦN CẢM XÚC

Bây giờ bạn đã thấy cách y học Trung Quốc nhận diện các thành phần cảm xúc như là một dấu hiệu của năng lượng mất cân bằng. Các chứng bệnh có các khía cạnh thể chất, tâm trí, và cảm xúc; tất cả đều là các nguyên nhân góp phần và hiệu ứng kết quả. Thú vị hơn, các tài liệu Trung Hoa cổ không đưa ra các kỹ thuật để chỉ ra các cảm xúc mất cân bằng. Điều này là khả thi bởi vì, trong các thời đại trước, khi các tài liệu này được viết, các cảm xúc không tương đối nổi bật như ngày nay. Vào thời điểm đó, các vấn đề thể chất là nguyên nhân chủ yếu để đi gặp bác sĩ. Các chứng bệnh truyền nhiễm, tai nạn, hành vi bạo lực, sự thách thức của nạn đói, v...v... đã là các mối đe doạ cho cuộc sống. Hầu như không có ai có lối sống ít vận động; mọi người không có các yếu tố gây áp lực, trong khi đó là khía cạnh không thể tránh được trong cuộc sống hiện đại. Thay vào đó, hầu hết mọi người là nông dân, dành nhiều thời gian ngoài trời, một mình, là ông chủ của bản thân họ. Cuộc sống không hoàn hảo, nhưng nó khác với bây giờ.

Trong thế giới hiện đại ngày nay, khi mức sống đã được cải thiện và các căn bệnh truyền nhiễm đã được kiểm soát, cảm xúc trở nên quan trọng trong bức tranh tổng thể của sức khoẻ con người. Sử dụng các mối tương quan vốn có mô tả trong y học Trung Quốc, chúng ta cần xem xét cả về triệu chứng thể chất và tâm trí, là sự đóng góp hay là tình trạng. Ví dụ, bạn có thể có huyết áp cao hay ù tai; bạn có lo lắng hay có nỗi buồn sâu sắc, hay có thể thiếu tự tin mãn tính ? Để xem những điều này là các triệu chứng bạn có mà không phải là tính cách của bạn, là điều quan trọng cho việc chữa trị. Các nghiên cứu lâm sàng hiện đại cho thấy rằng các triệu chứng tâm trí và cảm xúc không chỉ tạo ra các triệu chứng thể chất mà còn ảnh hưởng đến sự chữa trị.

Mọi người đều có đặc điểm; không ai trong đó là tiêu cực, ngoại trừ suy nghĩ làm cho họ như vậy. Xu hướng tự nhiên của vũ trụ là tạo ra sự hài hoà. Cho phép năng lượng lưu thông một cách tự do, nó sẽ tìm đường để thể hiện bản thân nó một cách tích cực, lành mạnh. Cho dù bạn là nguyên mẫu nào, hay bất cứ khuynh hướng tự nhiên nào, các đặc điểm tự nhiên của bạn có thể được chuyển hoá từ quặng thành vàng.

Làm thế nào bạn xác định được sự mất cân bằng cảm xúc ? Nhìn chung, bạn có thể tìm thấy chúng trong các hành động và sự phản ứng với các kích thích, hoàn cảnh, và con người. Chúng là thứ làm bạn không hạnh phúc, bực bội, tức giận,v..v.. Bất kỳ suy nghĩ tiêu cực nào bạn có cũng là dấu hiệu của sự mất cân bằng cảm xúc; khi các suy nghĩ tiêu cực trở thành tiếng nói bên trong kéo dài, chúng là dấu hiệu của sự mất cân bằng mãn tính - hay theo khái niệm Trung Hoa, là một nơi mà năng lượng của bạn bị nghẽn. Các cụm từ như "Tôi không thể ngừng suy nghĩ về..." hay "Tôi không thể chịu đựng nổi..." hay "Tôi chưa bao giờ đi qua được sự mất mát..." là những dấu hiệu nơi mà năng lượng của bạn không chảy thông suốt. Khi một người khoẻ mạnh bị cúm, anh ta hay cô ta phải chịu đựng cho đến khi hệ miễn dịch tiếp nhận và khôi phục sự hài hoà. Tương tự, khi một người khoẻ mạnh trải qua một sự mất mát cảm xúc hay bị áp lực, anh ta hay cô ta trải qua - sau đó phục hồi. Đây là một quá trình bình thường. Đó là khi năng lượng bị nghẽn, các vấn đề phát sinh.

Các triệu chứng thể chất có thể là một dấu hiệu cho các vấn đề tiềm ẩn hoặc các vấn đề cảm xúc chưa được giải quyết. Đây là vấn đề hóc búa con gà-quả trứng điển hình; các triệu chứng thể chất gây ra các vấn đề về tâm trí, hay ngược lại ? Điều này không thể trả lời. Tuy nhiên, sự mất cân bằng có thể được giải quyết từ hai phía. Vì vậy, trong một số trường hợp, các biện pháp vật lý có thể giải quyết các vấn đề cảm xúc. Điều này đặc biệt đúng với Qigong. Ví dụ, khi bạn thực hiện bài tập làm sạch Gan, bạn có thể bất ngờ trải nghiệm một làn sóng nhiệt đi ra khỏi khu vực gan của cơ thể và chảy xuống dưới. Đó là gì ? Bạn có thể không bao giờ biết - và nó không quan trọng! Cơ thể sẽ tự khôi phục bản thân nó. Hãy biết ơn và tiếp tục đi tiếp. Hoặc bạn có thể thực hiện một trong các bài thiền, và đột nhiên có một các nhìn mới về một vấn đề cũ, sau đó vấn đề trở nên không quan trọng với bạn nữa. Kết thúc vấn đề.

Nói một cách khác, đôi khi các giải pháp thể chất không thể làm lành một vấn đề. Thỉnh thoảng họ có thể làm hồi phục một vấn đề một cách tạm thời, nhưng một ngày hay một tuần hay một tháng, nó quay trở lại, có thể mạnh mẽ hơn và khó điều trị hơn. Hoặc, đôi khi, một cách điều trị sẽ chữa được một vấn đề, nhưng một vấn đề khác xuất hiện, có thể tệ hơn cả vấn đề lúc đầu. Cả hai giả thiết trên cho thấy vấn đề ban đầu đã không thật sự được chữa trị; sự bất hài hoà vẫn ở đó, có thể đã chuyển hoá, nhưng không biến mất. Trong trường hợp này, cách để chỉ ra vấn đề cảm xúc một cách trực tiếp trở nên cần thiết.

Các kỹ thuật hiện đại và cổ xưa cung cấp một số cách để xác định, làm lành và hài hoà các năng lượng cảm xúc. Những bài tập luyện này cung cấp sự bổ sung quan trọng hỗ trợ cho việc tập luyện Qigong trong xã hội hiện đại.

Tập luyện chánh niệm. Kỹ thuật này đã được sử dụng hàng ngàn năm để làm tâm bình yên. Nó có nguồn gốc từ Phật giáo thiền Vipassana, bây giờ được phổ biến bởi Jon Kabat-Zinn trong sách và các ấn phẩm khác, và được giảng dạy tại nhiều bệnh viện và các trung tâm trên toàn thế giới. Ý tưởng là bạn cố gắng tập trung tâm trí vào cơ thể của bạn. Thế thôi. Khi tâm trí của bạn đi lạc, bạn mang nó trở lại. Tuy nhiên, điểm mấu chốt là mang nó trở lại mà không cảm thấy thất vọng, chán nản, hay bất cứ cảm xúc nào. Bạn chỉ đơn giản là tiếp tục việc thực hành. Trong quá trình thực hành, tất cả các loại suy nghĩ có thể đi vào tâm trí bạn; bằng cách kiên nhẫn loại bỏ chúng, tập trung tâm trí ở thời điểm hiện tại, trong cơ thể hiện tại của bạn.

NLP, hay lập trình ngôn ngữ tư duy. Cá nhân tôi đã sử dụng kỹ thuật này với rất nhiều thành công. Điểm chính của việc đào tạo này là quan sát cách bạn bóp méo thực tế với tâm trí của bạn - để quan sát cách bạn tạo ra sự tiêu cực, thái độ tự huỷ hoại mà sau đó tạo thành tiêu cực, các hành động tự huỷ. Khi nhận thức được những mô hình này, bạn có thể thay đổi thái độ, và nhận ra một cách sống hoàn toàn mới.

EFT, Kỹ thuật tự do cảm xúc hay "vỗ nhẹ". Đây là một trong những cách nhanh nhất và có khả năng tiếp cận dễ nhất để giải quyết các vấn đề về cảm xúc, không đòi hỏi việc tự luận hay phân tích quá khứ. Nó dựa trên việc sử dụng các kinh lạc trong y học Trung Hoa. Cách thức là giữ vững trong tâm trí các suy nghĩ tiêu cực hoặc vấn đề đang gây rắc rối cho bạn trong lúc đó bạn gõ nhẹ 5-6 lần, theo thứ tự, vào các điểm trên đầu và phần thân trên. Các điểm thật sự gặp nhau trên các kinh lạc châm cứu nơi năng lượng cảm xúc có thể bị nghẽn hay bị chặn. Vỗ nhẹ trên các điểm này sẽ giải phóng dòng chảy năng lượng. Thường thì những gì bạn trải nghiệm là một suy nghĩ mới hoặc một tư tưởng mới về hoàn cảnh hiện tại của bạn. Sau đó bạn sẽ có một lựa chọn giữa suy nghĩ cũ đau đớn và suy nghĩ mới tích cực, cân bằng hơn. Và bạn sẽ đi theo dòng chảy của niềm vui một cách tự nhiên. Cách thức thực hiện đôi khi phải lặp lại vì những thói quen cũ đã chết cứng, nhưng cách thức này thường đem lại sự hỗ trợ kịp thời và lâu dài.(Sự phức tạp, đặc biệt với các trường hợp khó chữa, được mô tả trong các sách và các trang web.)

Nói chuyện với gương. Một cách thức đơn giản khác tôi đã từng sử dụng để xác định các vấn đề cảm xúc và tạo ra các thay đổi tích cực trong cuộc sống của mình là nói chuyện với bản thân mình trong gương. Điều này có thể không thoải mái để thực hiện vì rất khó để đối mặt với chính mình; tuy nhiên, hãy kiên trì vì bài tập này có thể đem lại lợi ích không ngờ.

Trong việc xác định các vấn đề cảm xúc, nói chuyện với bản thân trong gương với sự cảm thông và sự tò mò. Cố gắng tìm hiểu điều gì đang thực sự xảy ra. Đâu là nguyên nhân gốc rễ của vấn đề ? Đó có phải là nỗi sợ ? Oán giận ? Ghen tuông ? Bên trong bản thân bạn sẽ làm những gì tốt nhất mà nó có thể; đơn giản là cố gắng thấu hiểu. Nó sẽ giống như phần cao cấp hơn trong bản thân bạn nói chuyện với phần thể chất của bạn. Xem những gì sẽ xảy đến, và cho phép phần cao cấp của bản thân đối mặt với nó, nhớ rằng mục đích của bạn là đạt được sức khoẻ và sự hài hoà.

Kỹ thuật này cũng có thể được dùng để tạo ra quyền lực cao hơn cho bạn (bất cứ cái gì bạn cho rằng nó là quyền lực của bạn), hay thuộc tính tích cực của bạn. Bằng cách tạo ra điều đó, có hai nguyên tắc quan trọng bạn cần phải nhớ. Đầu tiên, luôn luôn nói và suy nghĩ theo sự tích cực. Ví dụ, nếu bạn biết bạn là một người thích kiểm soát, đó là sự rối loạn chức năng Gan trong y học Trung Quốc, đừng nói với bản thân "Hãy làm cho tôi đừng trở thành một người thích kiểm soát", thay vào đó, hãy nói "Tôi chọn trở thành người yêu thương, từ bi, kiên nhẫn, và độ lượng" (hay bất cứ cái gì theo bạn là ngược lại với tính chất thích điều khiển). Bằng cách này bạn sẽ luôn luôn khẳng định và thể hiện sự tích cực. Điều thứ hai, khi bạn nói với bản thân trong gương luôn luôn nói ở thì hiện tại. Đừng nói "tôi sẽ trở nên từ bi một ngày nào đó", hay "tôi sẽ trở nên độ lượng". Thay vào đó, hãy nói "tôi là người từ bi".

Đây không phải là suy nghĩ mơ tưởng. Thật ra bạn là bất cứ điều gì bạn muốn là. Sự thật là bạn có thể nhận thức được nó, có nghĩa là bạn có hạt giống của tính chất đó trong mình; bây giờ bạn muốn mang tính chất đó ra và để nó nảy nở.

Một trong những khách hàng của tôi đề nghị tiếp tục việc nói chuyện trong gương cho đến khi bạn bật cười thật to. Cười to là một dấu hiệu chắc chắn của sức khoẻ. Nhớ rằng, hạnh phúc là trạng thái tự nhiên của bạn.

Danh sách tự đánh giá. Ở cuối cuốn sách này, trong phần Phụ lục, bạn sẽ tìm thấy một bản danh sách tự đánh giá sẽ có thể giúp bạn xác định và vượt qua bất kỳ vấn đề cảm xúc tiêu cực nào bạn có thể xác định, và giúp bạn trở thành một người cân bằng hơn. Đó là một mạng lưới, với một danh sách ở bên trái và phần đánh dấu cho mỗi ngày mỗi tháng. Đọc mỗi câu, và sau đó cho bản thân một đánh dấu đỏ nếu bạn đã đạt được mục tiêu hay một dấu đen nếu bạn đã không thực hiện điều đó. Thực hiện điều này mỗi ngày, hay như là một phần của việc thực hành bài thiền Tái Sinh Linh Hồn mỗi tuần. Sử dụng bản danh sách có hai lợi ích: đầu tiên, nó sẽ làm cho bạn nhận thức hơn về các điều tiêu cực đã len lỏi vào cuộc sống của bạn. Tiêu cực trước là ở suy nghĩ, sau đó là hành động, điều chủ yếu tạo ra bệnh tật. Thứ hai, nó thể hiện sự tiến bộ bạn thực hiện được. Nhận thức được sự tiến bộ để nó vào tiềm thức của bạn và thúc đẩy các sự thay đổi khác. Ở cuối danh sách là các dòng để trống để bạn tự viết các dòng của riêng bạn. Bạn có thể muốn thêm vào các triệu chứng thể chất. Nó có vẻ lạ, nhưng sự thật là, khi mọi người hồi phục, họ quên mất các chứng bệnh họ đã từng có. Danh sách tự đánh giá sẽ cung cấp các bằng chứng cho sự tiến bộ của bạn.

CHƯƠNG 20: TỔNG KẾT

Bây giờ bạn đã kết thúc khoá học. Bạn đã học được ba bài thiền để giữ cho cơ thể bạn cân bằng: Bài thiền Bạch Trân Châu, thiền Cân Bằng, và thiền Quỹ Đạo Vi Mô. Ngoài ra bạn đã học các bài tập về thể chất, và âm thanh, để hài hoà các chức năng của cơ quan Âm liên kết với mỗi yếu tố Ngũ Hành, Tim, Lách, Phổi, Thận, và Gan. Bạn đã làm quen với lý thuyết Ngũ Hành và nó liên kết với tất cả các hiện tượng trong vũ trụ, từ các mùa và hướng la bàn đến màu sắc và hình dạng. Bạn có các công cụ để làm việc với các thành phần cảm xúc cho sức khoẻ của bạn. Nói cách khác, bạn có một nền tảng vững chắc trong việc thấu hiểu làm thế nào con người làm việc trên cấp độ năng lượng, và làm thế nào sức khoẻ là một sự thay đổi cân bằng, ảnh hưởng bởi các cảm xúc, thực phẩm và môi trường. Hi vọng rằng, bạn cũng đã trải nghiệm làm thế nào cơ thể con người là một phần của vũ trụ. Qi được thể hiện ở tất cả mọi thứ.

Nhiệm vụ bây giờ của bạn là tiếp tục áp dụng những gì đã học: để tiếp tục sàng lọc chính bản chất tự nhiên của bạn.

PHỤ LỤC

Bảng Ngũ Hành

	Hoả	Thổ	Kim	Thuỷ	Mộc
Màu sắc	Đỏ	Cam	Trắng	Xanh dương	Xanh lá
Mùa	Hè	Cuối hè/ đầu thu	Thu	Đông	Xuân
Cơ quan Âm	Tim/Màng ngoài tim	Lách	Phổi	Thận	Gan
Cơ quan Dương	Ruột non/ Tam tiêu	Dạ dày	Ruột già	Bàng quang	Túi mật
Cảm xúc tiêu cực	Quá phấn khích	Lo lắng	Đau buồn	Sợ hãi	Tức giận
Đức tính tích cực	Tình yêu	Cân bằng Công bằng	Dũng cảm	Nhẹ nhàng Thông thái	Tử tế Sáng tạo
Âm thanh hồi phục	Hhaaa Shiii	Hhhuuu	Sssss	Ffffuuuu	Shuuu
Mô	Tĩnh mạch Động mạch	Cơ bắp	Tóc Da	Xương	Gân Dây chằng Dây thần kinh
Giác quan	Vị giác	Xúc giác	Khứu giác	Thính giác	Thị giác
Cơ quan	Lưỡi	Miệng	Mũi	Tai	Mắt
Hương vị	Đắng	Ngọt Nhạt	Cay hăng	Mặn	Chua
Thực phẩm	Rượu vang Cà phê/ Trà Măng Rau diếp	Mật ong Đường Dưa hấu Trái cây Các loại hạt	Gừng Hành Tỏi Quế	Tảo Rong biển Hải sản	Chanh Dứa (Thơm) Cam Dấm

89

Bảng câu hỏi Ngũ Hành

Hướng dẫn:

Dưới đây bạn sẽ tìm thấy 5 phần, mang tên "giai đoạn", mỗi phần sẽ có danh sách các câu hỏi. Cho mỗi câu hỏi, trả lời bạn đang như thế nào, hơn là bạn sẽ muốn như thế nào. Nếu câu hỏi nghe rất giống bạn, để +2. Nếu câu hỏi nghe hơi giống bạn, để +1. Để -1 nếu có vẻ không giống bạn, và để -2 nếu hoàn toàn không giống bạn. Nếu bạn không biết hoặc không chắc, để 0.

Khi bạn hoàn tất, đếm điểm cho mỗi gian đoạn. Sắp xếp các giai đoạn từ cao nhất đến thấp nhất. Lật đến phần Trả lời trong Phụ lục để biết về yếu tố ưu thế của bạn (điểm cao nhất) và yếu tố yếu thế của bạn (điểm thấp nhất).

GIAI ĐOẠN 1:

- Bạn có thèm tinh bột trắng như là nui hay bánh mì ?
- Bạn có ăn đường khi bạn cảm thấy áp lực, chán nản và/hoặc mệt mỏi ?
- Khuôn mặt của bạn có vuông vức ?
- Đôi má của bạn có hơi tròn ?
- Hàm của bạn có khoẻ và góc cạnh ?
- Bạn có đôi chân và tay khoẻ ?
- Bụng bạn có bị phệ ?
- Cân nặng của bạn có dao động lớn ?
- Bạn có lên hoặc xuống cân dễ dàng ?
- Bạn có thường lo lắng về quá khứ, hiện tại và tương lai ? Bạn có phải là người giảng hoà khi xảy ra xung đột ?
- Bạn có thể bước vào một hoàn cảnh tiêu cực mà vẫn giữ bình tĩnh ?
- Mọi người có kêu bạn làm người dàn xếp khi xảy ra xung đột ?
- Bạn có tự thưởng cho sự tốt bụng, công bằng và rộng lượng của mình ?
- Khi bạn cảm thấy tốt nhất (nghỉ ngơi đủ, ăn no,...) bạn có tin vào tương lai ?
- Bạn có thường được miêu tả là một người tích cực ?
- Mọi người có thường tìm bạn khi họ cần sự hướng dẫn và lãnh đạo ?
- Bạn có tận hưởng nghệ thuật, khoa học và công nghệ ?
- Bạn có thích ăn ngon, nghe nhạc hay và các buổi thảo luận ?
- Bạn có nói năng nhẹ nhàng ?

- Bạn có hay thở dài ?
- Giọng nói của bạn có thỉnh thoảng được cho là có sức quyến rũ ?
- Bạn có thường thích mặc đồ trắng, đen và xanh dương ?
- Bạn có ít mặc đồ vàng và cam ?
- Bạn có thường ăn thịt đỏ, bánh mì, khoai tây, và nui ?
- Bạn được nạp năng lượng bằng cách ở cạnh những người tốt, tử tế ?
- Bạn có thể trở thành người hiếu chiến, lạnh lùng khi bạn cảm thấy chán và/hoặc không được chào mừng ở trong một nhóm mới ?
- Bạn là người không thể chấp nhận sự thô lỗ, tự cao, thiếu lịch sự ?
- Khi bạn cảm thấy quá tải hay tức giận, bạn có đóng cửa bản thân ?
- Bạn có phải là người thỉnh thoảng cho mọi người "sự im lặng đáng sợ" ?
- Bạn có thường lảng tránh đòi hỏi điều bạn muốn bởi vì bạn không muốn bị làm khó ?
- Bạn có thường bị chứng mất cân bằng trong tiêu hoá như bị đầy bụng, ợ hơi, đầy hơi ?
- Khi bạn gặp sự thay đổi thời tiết, bạn có bị viêm xoang ?
- Bạn có bị ho ra đờm ?
- Bạn có bị nói là có khả năng bị tiểu đường (như bị thừa cân, di truyền) ?
- Khi bạn ở trong các buổi tiệc bạn có thường cảm thấy lúng túng ?
- Bạn có bị cho là pha trộn với những người mới ?
- Bạn có cố gắng để kết nối với những người nhút nhát ?

<u>Tổng cộng các câu trả lời "có":</u>

GIAI ĐOẠN 2:
- Bạn có thường xuyên dọn đĩa của mình và thường quay lại trong chốc lát ?
- Bạn có thỉnh thoảng bị chọc về sự thèm ăn của mình ?
- Khi bạn cảm thấy vui vẻ, bạn có thèm ăn đồ mặn ?
- Khuôn mặt bạn tròn hay trái xoan ?
- Đôi má bạn có đầy đặn ?
- Da của bạn có xu hướng dễ bị cháy nắng hơn là ngăm ?

- Bạn có thỉnh thoảng bị thâm quầng mắt ?
- Cằm của bạn và trán khá là lồi hay dô ?
- Bạn có đôi mắt gợi cảm ?
- Bạn có quan tâm đến sự gợi cảm, không cần biết bạn cảm thấy như thế nào hay hành động như thế nào ?
- Bạn có cảm thấy khó khăn trong việc cân bằng giữa cảm giác cô độc và cảm giác được yêu thương ?
- Bạn có thường dùng sex như là một cách để kết nối ?
- Có khi nào bạn cho rằng ham muốn tình dục của bạn quá mạnh ?
- Có khi nào bạn dính vào việc quan hệ tình dục rủi ro cao bởi vì bạn cảm thấy cô độc hay buồn ?
- Bạn có sự kỷ luật và sự hối thúc mạnh mẽ ?
- Bạn có mạnh mẽ trong việc chọn mục tiêu và đặt ra thời hạn ?
- Bạn có yêu thích việc vượt qua giới hạn của bản thân về những gì bạn có thể làm, trở thành hay có thể có ?
- Khi các bạn của bạn cần một người thông thái, không đánh giá tốt xấu cho lời khuyên, họ có tìm đến bạn ?
- Bạn có thường được khen ngợi cho khả năng nói chuyện trong khi vẫn giữ bình tĩnh và sự thông cảm ?
- Bạn có miêu tả bản thân là một người sống động và thân thiện ?
- Bạn có dễ bị thu hút bởi những người lãng mạn ?
- Những người đàn ông và phụ nữ có bị bạn thu hút ?
- Mọi người có thích bạn trở thành bạn của họ ?
- Bạn có thể giữ bình tĩnh ?
- Bạn có mất kiên nhẫn với bản thân và người khác ?
- Nếu bạn cảm thấy mệt hay không được đánh giá đúng, bạn có cảm thấy mất tập trung, làm biếng và/hoặc thiếu tham vọng ?
- Giọng nói của bạn trầm, hơi khàn ?
- Bạn thích mặc quần áo màu đậm (đen, xanh đậm,...) ?
- Bạn có trải qua sự mất cân bằng thể chất hay cảm xúc như là suy nhược, vấn đề khớp, các bệnh thận,...?
- Khi bạn ở một buổi tiệc, bạn có bị say xỉn hay ăn uống quá độ ?
- Bạn có thích nói chuyện với người có xu hướng ồn ào nhất buổi tiệc ?

- Bạn có thấy vui nhưng vẫn tìm kiếm những xung đột xung quanh bữa tiệc ?
- Nếu có xung đột, bạn có rời khỏi bữa tiệc ngay lập tức ?

<u>Tổng cộng các câu trả lời "có":</u>

GIAI ĐOẠN 3:
- Bạn có thích ăn thực phẩm ngọt như trái cây hay bánh kẹo ?
- Bạn có rất thích hoặc rất ghét các thực phẩm cay ?
- Khuôn mặt của bạn là hình kim cương hoặc trái tim ?
- Bạn có đầu nhọn ở lông mày, mắt và môi ?
- Da mặt của bạn có xu hướng đỏ ?
- Bạn có tóc xoăn tự nhiên ?
- Bạn có thể thể hiện cảm xúc chỉ bằng cách nhìn ai đó ?
- Khi bạn bước vào một căn phòng, mọi người có chú ý đến bạn ?
- Bạn có phải là người thích thực hành trong học tập ?
- Bạn cảm thấy tự tin nhất khi đối thoại với người cùng chí hướng ?
- Bạn có thể nói với giọng khoẻ và thể hiện ngôn ngữ cơ thể mạnh mẽ ?
- Khi bạn cảm thấy lo lắng về việc làm ai đó buồn, bạn có chiều theo tâm trạng của họ và/hoặc ý kiến của họ ?
- Bạn có thỉnh thoảng nuông chiều theo hành động xấu của người khác ?
- Bạn có cảm thấy vui buồn thất thường ?
- Bạn có thích được vui vẻ ?
- Mọi người có cho rằng bạn có khiếu ăn nói ?
- Mọi người có cho rằng bạn quá ồn ào ?
- Bạn có dễ tin người khác ?
- Bạn có cho rằng tình yêu quan trọng hơn sự giàu có ?
- Bạn có yêu thích sắc đẹp ?
- Bạn có cho rằng bạn là người mang giá trị tinh thần ?
- Giọng nói của bạn ấm áp, thân thiện và thường hay cười khúc khích khi nói ?
- Bạn thích mặc quần áo đỏ hoặc hồng ?
- Bạn thích được yêu thương bởi bạn bè và gia đình ?

- Bạn có thỉnh thoảng thu hút người không đáng tin ?
- Bạn thường cho đi quá nhiều một cách dễ dàng ?
- Bạn có nhận thức rõ về những người xung quanh bạn như họ là người như thế nào ?
- Bạn có trải qua sự mất cân bằng thể chất và/hoặc cảm xúc như là cô độc, suy sụp, mệt mỏi, vấn đề về mạch máu, tim (hạ huyết áp hay cao huyết áp,...) ?
- Bạn là người thích tiệc tùng và thích làm mọi người cười ?
- Bạn có thể chịu đựng cả niềm vui và nỗi buồn một cách dữ dội ?

<u>Tổng cộng các câu trả lời "có":</u>

GIAI ĐOẠN 4:
- Bạn có thích những món ăn ngon kiệt xuất và được thể hiện duyên dáng ?
- Bạn có được cho là "người háu ăn" nhưng thỉnh thoảng lại khó tính trong ăn uống ?
- Khuôn mặt của bạn dài với chiếc mũi nhọn ?
- Khuôn mặt của bạn ốm với phần xương lồi và các yếu tố thanh tú ?
- Bạn có đôi môi mỏng ?
- Cơ thể của bạn mạnh mẽ và khí lực ?
- Bạn đi chậm nhưng có chủ tâm ?
- Bạn có được cho là có cái lưỡi sắc sảo ?
- Khi bạn nói với ai đó, bạn có hạ giọng xuống ?
- Mọi người có sợ khi bạn nổi giận và/hoặc khinh miệt người khác ?
- Bạn có cảm thấy buồn khi ở một mình ?
- Tính khí của bạn thỉnh thoảng được dùng như một tấm khiên che giấu cảm xúc nội tâm ?
- Bạn có phải là người lãnh đạo thiên bẩm ?
- Mọi người thích được ở bên cạnh bạn khi bạn không nổi giận ?
- Bạn có tiếng trong việc hoàn thành công việc của mình ?
- Bạn có toả sức mạnh một cách tự nhiên mà không cần thể hiện ồn ào và tự cao ?
- Bạn hiếm khi nào nghỉ việc vì bệnh ?

- Bạn hiếm khi bị cảm hay cúm theo mùa ?
- Giọng nói của bạn tông cao ?
- Bạn thường tự đóng bản thân mình khi bạn tức giận hay bị tổn thương ?
- Bạn thường đưa ra việc im lặng để giải quyết vấn đề ?
- Bạn có yêu thích quần áo lụa hoặc hàng hiệu ?
- Bạn không thích mặc đồ trắng và xám ?
- Bạn mặc quần áo để gây ấn tượng ?
- Bạn có những vấn đề như da khô, chàm, thiếu máu, hệ miễn dịch yếu, vấn đề hô hấp và táo bón ?
- Khi bạn ở trong bữa tiệc, bạn nói chuyện với một người trong góc và đó thường là người thông minh nhất trong bữa tiệc đó ?
- Bạn thích nói chuyện về kinh tế, chính trị và/hoặc nghệ thuật ?
- Bạn thích là nữ hoàng trong các buổi xã giao ?
- Mọi người tôn trọng kỹ năng xã hội của bạn và trí tuệ bởi vì bạn làm mọi thứ trở nên chuyên nghiệp hơn ?

<u>Tổng cộng các câu trả lời "có":</u>

GIAI ĐOẠN 5:
- Bạn thích các loại đồ ăn mỡ, béo hay các loại đồ chiên ?
- Bạn có khuôn mặt vuông vức và cơ hàm khoẻ ?
- Bạn có trán rộng, khoẻ và xương lông mày nhô ra ?
- Bạn luôn xuất hiện một cách ấn tượng với chiều cao của mình, dù bạn cao hay thấp ?
- Bạn mảnh mai một cách tự nhiên ?
- Bạn có bờ vai rộng ?
- Lưng của bạn thẳng và khoẻ ?
- Bạn có phải đấu tranh với cảm giác tức giận, thịnh nộ và/hoặc sự suy sụp ?
- Những người đồng nghiệp xem bạn là người làm việc chăm chỉ ?
- Bạn có khả năng hoàn thành các dự án nhanh chóng và hiệu quả ?
- Bạn cảm thấy thoải mái khi bạn giữ quyền điều khiển ?
- Bạn có thỉnh thoảng thu hút những người theo đuổi bạn và biến họ thành những nạn nhân ?

- Những vấn đề có kích thích sự sáng tạo và khả năng phục hồi của bạn ?
- Sự sáng tạo có phải là một trong những điểm mạnh của bạn ?
- Bạn có thích lập ra các kế hoạch và hoàn thành nó ?
- Giọng của bạn tự tin, khoẻ, to và rõ ràng ?
- Bạn có thường mặc quần áo màu xanh lá ?
- Bạn có thỉnh thoảng bị xem là kẻ bắt nạt người khác ?
- Bạn có các vấn đề về thể chất và/hoặc cảm xúc mất cân bằng như đau nửa đầu, các vấn đề về mắt, chu kỳ kinh rối loạn, suy sụp, cơ thể đau nhức ?
- Bạn có bị mất cân bằng tiêu hoá như đầy hơi, ợ hơi, đầy bụng ?
- Khi bạn ở trong các bữa tiệc, bạn thỉnh thoảng là người chủ trì thậm chí khi đó không phải là bữa tiệc của bạn ?
- Bạn có nghĩ rằng giúp các sự kiện được thành công bằng cách giúp phục vụ thức ăn, tiếp nước cho khách là trách nhiệm của bạn ?

Tổng cộng các câu trả lời "có":

Trả lời Bảng câu hỏi Ngũ Hành

Giai đoạn 1: Thổ
Giai đoạn 2: Thuỷ
Giai đoạn 3: Hoả
Giai đoạn 4: Kim
Giai đoạn 5: Mộc

Danh sách tự đánh giá bản thân

Sử dụng "danh sách tự đánh giá" vào cuối ngày. Đọc qua mỗi phần quan sát. Nếu bạn đã làm tốt cho ngày đó viết một dấu đỏ kế bên và nếu bạn đã không làm tốt viết một dấu đen. Bạn có thể thêm vào những sự quan sát khác ở phía dưới nếu mục đích cá nhân hoặc thử thách của bản thân bạn không được nêu ở đây.

	1	2	3	4	5	6	7	8	9	10
Đe doạ ai về thể chất hay lời nói										
Không tin tưởng người khác, trở nên đa nghi										
Trở nên vô lý trong các yêu cầu										
Sử dụng ngôn ngữ thiếu tế nhị										
Thể hiện giá trị bản thân ở bề ngoài										
Cảm thấy chán nản khi bị hổ thẹn										
Trở nên phê phán và hay đánh giá										
Phóng đại, nói dối hay trở nên dối trá										
Ca ngợi người khác										
Phá vỡ sự tin tưởng của người khác										
Làm nhục người khác										
Trở nên tự phụ, cho mình vượt trội										
Trở nên quá xúc động										
Trở nên buồn rầu										
Trở nên phụ thuộc										
Trở nên tham lam										
Bực tức với thành công của người khác										
Giữ sự ác cảm										
Trì trệ										
Hay xen vào việc của người khác										
Thiếu tôn trọng người già hoặc trẻ nhỏ										
Uống đồ có cồn										
Tham gia nói chuyện nhàn rỗi hay nói xấu										
Thể hiện sự tức giận bằng lời nói hay hành động										
Thể hiện sự kiên nhẫn										
Trở nên ghen tị										
Tranh cãi										
Than phiền về cuộc sống, thời tiết, hoặc thực phẩm										
Tìm kiếm sự trả thù										
Đổ lỗi người khác về trách nhiệm của bản thân										
Giữ định kiến										
Tha thứ cho người khác về việc làm sai của họ										
Bỏ qua nguyên tắc chính, chỉ thực hiện các thứ nhỏ nhặt khác										
Trễ giờ										
Sống trong sự bừa bộn										
Hành vi thiếu thận trọng hay vô trách nhiệm										
Quá nuông chiều bản thân trong tất cả mọi thứ										
Làm với khả năng tốt nhất của bản thân										
Trở nên lười biếng										
Hoang phí thời gian, tiền hoặc năng lượng										
Chế độ ăn uống không đúng										
Trở nên lười biếng trong tu dưỡng tinh thần										
Trở nên thiếu ngăn nắp										
Trở nên vô lý hay bướng bỉnh										
Nhìn chằm chằm hay dõi theo người khác										
Trở nên thiếu dũng cảm nếu thất bại khi làm điều mình cho là đúng										

11	12	13	14	15	16	17	18	19	20	21	22	23	24	25	26	27	28	29	30	31

Các tài liệu đọc và tham khảo

- *I Ching: The Book of Changes and the Unchanging Truth* tác giả Hua Ching Ni, Seven Star Communication.
- *The Web That Has No Weaver, Understanding Chinese Medicine* tác giả Ted J.Kaptchuk, O.M.D., Contemporary Publishing Group, Inc.
- *The Foundations of Chinese Medicine, A Comprehensive Text for Acupuncturists and Herbalists* tác giả Giovanni Maciocia, Churchill Livingstone.
- *Face Reading in Chinese Medicine* tác giả Lillian Bridges, Churchill Livingstone.

Five Element Questionnaire chuyển thể từ Mark Johnson

Printed in the United States
By Bookmasters